Su
Clinica
Estetica

SU
CLINICA
ESTETICA

GUIA COMPLETA LO QUE
DICEN SUS PACIENTES

CATHERINE MALEY, MBA
Y BENITO NOVAS

Número de Control de la Biblioteca del Congreso de EE. UU.:   2011919506
ISBN: Tapa Dura   978-1-4633-1302-9
                   Tapa Blanda   978-1-4633-1300-5
                   Libro Electrónico   978-1-4633-1301-2

"Este libro fue traducido de su idioma original por "TransNation Traducciones"
http://www.transnation.us
contact@transnation.us

Información de la imprenta disponible en la última página.

Fecha de revisión: 11/11/2015

Para realizar pedidos de este libro, contacte con:
Palibrio
1663 Liberty Drive
Suite 200
Bloomington, IN 47403
Gratis desde EE. UU. al 877.407.5847
Gratis desde México al 01.800.288.2243
Gratis desde España al 900.866.949
Desde otro país al +1.812.671.9757
Fax: 01.812.355.1576
ventas@palibrio.com
367012

INDICE

ACERCA DE LOS AUTORES

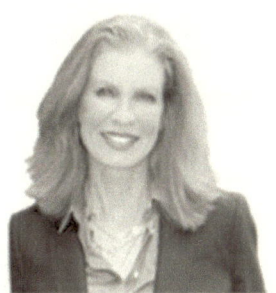

Catherine Maley, MBA

Exitosa Mercadologa basada en San Francisco, California Es colaboradora habitual de las publicaciones principales de la industria médica. Comparte podio con líderes Mundiales de la medicina estética en congresos médicos nacionales e internacionales. Popular consultora de clínicas privadas y corporaciones de la Medicina estética y cosmética. Su programa de Mercadotecnia de Imagen Cosmética (Cosmetic Image Marketing) se especializa en el crecimiento de clínicas estéticas utilizando relaciones públicas, publicidad y estrategias de mercadotecnia personalizadas. (CIM) trabaja con médicos para establecer metas y trazar planes de marketing para sacar el máximo provecho del tiempo de un médico dinero y recursos. CIM ha colaborado con un sinnúmero de médicos para comercializar de manera rentable sus clínicas obteniendo un sólido retorno sobre la inversión.

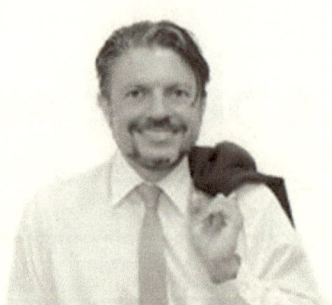

Benito Novas

Visionario y Estratega superior de Mercadotecnia Con liderazgo demostrado en la gestión de operaciones, mejora de procesos e implementación de modelos de calidad. Presidente y Fundador de "Estética Marketing" (Aesthetic Marketing Group, LLC) con base en Miami, Florida se especializa en el desarrollo y promoción de Practicas de Medicina Estética, Anti Aging y Cirugía Cosmética El Sr. Novas es además Presidente y Fundador de Global Stem Cells Group Inc y subsidiarias, Empresas líderes mundiales en la fabricación y comercialización de tecnologías asociadas al uso de células Madre Adultas. Pensador crítico y solucionador de problemas analíticos con sólidos conocimientos en "change management" y formación de equipos de trabajo. Su trayectoria en el desarrollo del sector salud, Marketing, promoción y gestión administrativa le ayudaran a crecer su práctica médica.

LEA LO QUE OTROS MÉDICOS DE RENOMBRE ESTÁN DICIENDO SOBRE SU CLÍNICA ESTÉTICA: UNA GUÍA COMPLETA:

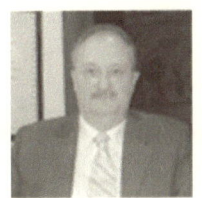

Hoy más que nunca se hace necesario innovar, pero no exclusivamente en la parte médica de nuestra actividad profesional. Para no perder la posición adquirida también es imprescindible hacerlo en la parte empresarial.

Para triunfar o simplemente para seguir en el mercado hay que ser diferentes, diferentes pero mejores, y además debe hacerse y resultar visible. Si no somos visibles simplemente no existimos y 'desaparecemos'.

En nuestro modelo de actividad esa diferencia debe estar, como no podría ser de otro modo, en la continua ampliación de nuestros conocimientos y en la innovación tecnológica, pero también de forma insoslayable en cuestiones probablemente más intrascendentes (dirán algunos), pero muy significativas cuando se trata de relaciones humanas para la prestación de servicios en el terreno de lo más estrictamente propio y personal como es la percepción de la propia imagen.

Conocer a las personas que hay detrás de nuestros pacientes no lo aprendimos en la Facultad y, sin embargo, ese resulta un elemento clave para hacer crecer o simplemente afianzar nuestras clínicas. Nos cuesta pero debemos acostumbrarnos a considerarlos como clientes. La clásica disyuntiva paciente/cliente ya está obsoleta, más en medicina privada y aún más en medicina cosmética y estética. Hasta las leyes consolidan el concepto de autonomía y otorgan al paciente/cliente/usuario la plena capacidad de decidir libremente, después de recibir la información adecuada, entre las opciones clínicas disponibles.

En un mundo que está cambiando mucho más rápido de lo que habíamos previsto, dónde ya somos muchos haciendo lo mismo e incluso de forma similar, dónde existen muchas alternativas terapéuticas para una misma patología estética y dónde resulta demasiado fácil, pero destructivo a medio y largo plazo, que la única política competitiva sea la 'guerra de precios y ofertas', el libro de Catherine y Benito nos permite conocer acreditadas fórmulas de captación y fidelización de clientes.

Con toda seguridad, los consejos contenidos en sus páginas van a resultarnos muy útiles para gestionar con éxito nuestra clínica. Muchas gracias a los autores.

Prof. Dr. J. Víctor García Giménez
Presidente de la Sociedad Española de Medicina y Cirugía Cosmética - SEMCC
Presidente de la Sección Colegial de Medicina Estética del Colegio de Médicos de Barcelona
Co-Director de la Cátedra UAB-SEMCC de Gestión del Conocimiento en Medicina del Envejecimiento Fisiológico
Director y Docente del Máster de Medicina Cosmética, Estética y del Envejecimiento Fisiológico (Universidad de Barcelona)
Miembro del Consejo Editorial de la revista New Medical Economics

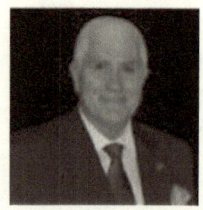 "Los médicos pasan muchos años aprendiendo cómo tratar mejor las necesidades médicas de nuestros pacientes. Sin embargo, existen muy pocos recursos dirigidos a médicos que contengan conceptos de procesos internos y manejo de mercadotecnia de imagen. Como médicos muchas veces nos resistimos ante los nuevos conceptos de Marketing.
Benito y Catherine han escrito esta guía excelente de manera que tanto Usted como su personal puedan establecer una relación especial con cada uno de sus pacientes a medida que hace crecer su práctica Decídase a implementar sus recomendaciones y no me queda duda que sus ganancias se incrementaran significativamente"

Prof. Dr. Julio Ferreira
Licenciado en Medicina y Cirugía – España
Profesor asociado en Cirugía Estética – Universidad Din Oradea – Rumania
Presidente de la Academia Sudamericana de Cirugía Cosmética
Presidente de la International Academy of Cosmetic Surgery
Miembro y examinador del International Board of Cosmetic Surgery
Corresponding fellow of the American Academy of Cosmetic Surgery
Miembro de Honor de la Sociedad Española de Medicina y Cirugía Cosmética

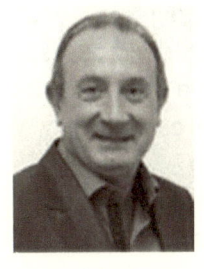

Este trabajo constituye un excelente recurso para Mercadear una Clínica Estética. Comienza donde la mercadotecnia debe comenzar, con los pacientes. Los resultados revelan lo que los pacientes quieren y lo que rechazan. Encontrará además muchos consejos prácticos en como relacionarse con sus pacientes, construir relaciones, el proceso de consulta y la toma de decisiones. Se hace el énfasis donde debe ser, en estrategias de mercadotecnia internas. El mercadeo externo se coloca también en excelente perspectiva y el autor deja bien claro que ni siquiera se debería intentar hasta tanto la infraestructura no este establecida y los procesos internos no estén adecuadamente implementados. Este Libro debería ser de adición obligatoria a la biblioteca de cada médico privado. Ha sido un placer el haber podido revisarlo."

Prof. Dr. Raúl Pinto
Profesor Titular de la Universidad Argentina John F. Kennedy
Presidente de Honor de la Union Internationale de Médecine Esthétique -UIME-
Secretario General Adjunto UIME para el Continente Americano
Presidente de la Pan-American Society of Aesthetic Medicine -PASAM-
Presidente de la Sociedad Argentina de Medicina Estética -SOARME-
Presidente de la Aesthetic & Anti-Aging Medicine International Society
Director del Instituto Pinto de Docencia e Investigación en Medicina Estética
Director de la Escuela Superior UIME de Buenos Aires

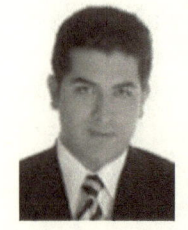

Benito a quien conozco desde hace algunos años verdaderamente entiende las particularidades de lo que sus pacientes desean y necesitan. Es una forma intuitiva para entender la buena práctica médica, la cual es trabajosa y exige dedicación.

El libro expresa el sentido básico de la relación entre el paciente y el médico, como el arte de saber entender a las personas, definir lo que sienten, comprenderlos y buscar lo mas adecuado para ellos, con terapeuticas comprobada para incrementar su bienestar.

Recomiendo enfáticamente este Libro a cualquier Doctor que tenga intención de crecer su práctica"

Prof. Dr. Alfredo Hoyos MD
Presidente Centro Clínico Elysium
Instructor Honorario: Lipoescultura de Alta Definición, Liposelección y Fundamentos de la Lipoescultura.
Instituto VASER, Denver, CO, EE.UU
Director Científico Centro Medico Santa Bárbara
Chief Scientific Advisor Global Stem Cells Group
Coordinador Seccional de la Red Nacional de Información de Ciencias Médicas y de la Salud

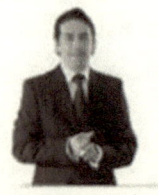

Benito provee una excelente plataforma para iniciar y crecer una clínica estética. En gran detalle va explicando cada fase del proceso, desde la captación a la consulta y a través del cuidado post operatorio. Es un cambio total de mentalidad que le ayudara a transformarse en un Proveedor de servicios de primer nivel. Este libro es de lectura obligatoria para todos los miembros de mi equipo

Doctor Rafael Pérez MD
Cirugía Plástica Estética y Reconstructiva

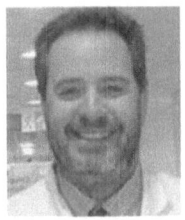

Benito verdaderamente entiende las particularidades de lo que sus pacientes desean y necesitan. Recomiendo enfáticamente este Libro a cualquier Doctor que tenga intención de crecer su práctica"

Prof. Dr. Enrique Testart MD
Medico Traumatólogo
CEO - Global Stem Cells Group Chile

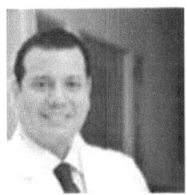

Todos los cirujanos y médicos Esteticos, tanto los que recién comienzan sus carreras como los que llevan años de práctica encontraran valiosas estrategias y consejos útiles al leer este libro"

Dr. Gilberto Hernández Falcón MD
Especialista en Obstetricia y Ginecología
Cirujano General Universidad Autónoma de Tabasco
CEO- Global Stem Cells Group México

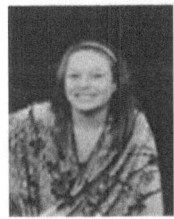

Me encantó el libro de Benito y lo recomiendo ampliamente como una de las fuentes más sólidas para que los profesionales estéticos puedan optimizar su visión gerencial, más allá de su práctica médico-estética. Este libro permite entender realmente, profundamente –y basado en estudios perceptuales- lo que buscan los pacientes, sus expectativas; más allá del costoso ensayo-error que entrega el día a día. Benito brinda consejos muy acertados sobre muchos puntos clave de la operación y el personal de una clínica... y muy importante! Consejos basados en la experiencia del cliente. Desde mi punto de vista, es una lectura mandatoria para cualquier miembro de una Clínica Estética, no sólo médicos sino jefes comerciales y cada miembro del staff, para lograr que todos cuenten con el "mindset" correcto.

Business Unit Head
Estética y Corrección
Galderma Chile

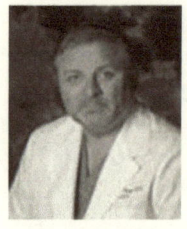

Benito Novas y Catherine Maley han escrito esta maravillosa guía para que tanto Usted como su personal puedan establecer una relación especial con cada uno de sus pacientes. Decídase a implementar sus recomendaciones y no me queda duda que sus ganancias se incrementaran significativamente."

Dr. Juan Castillo Plaza MD
Presidente y Fundador Derma Care Florida

DEDICATORIA

Este libro está dedicado a los muchos médicos que nos han ayudado ofreciendo su valioso aporte e información sobre el mundo de la medicina estética. Agradezco sinceramente la visión que han compartido conmigo, así como sus intereses, retos y preocupaciones, para que pudiera, al mismo tiempo, ayudar a otros médicos.

Muchas Gracias por su apoyo,

Benito Novas
www.esteticamarketing.com

Nuestro Regalo, Para Usted

Como complemento de las ideas de este libro, los distintos módulos de aprendizaje *Online* que se han creado, ofrecen una guía audiovisual para facilitarle, tanto a usted como a su personal contratado, a poseer la capacitación y el apoyo que necesita y desea. Al mismo tiempo, aprenderá los "cómo" de las estrategias de marketing, así como información específica para ayudarle a atraer a más pacientes, cerrar más procedimientos y aumentar las referencias de dichos clientes.

Además, esta guía incluye una amplia variedad de temas que le proporcionarán consejos, sugerencias e ideas para ayudar a hacer crecer su clínica estética de manera fácil y rentable.

PROLOGO

Este libro escrito por Benito y Catherine contiene una información indispensable y poco convencional para los médicos estéticos. La mayoría de la bibliografía a la que tiene acceso el profesional, desarrolla con mayor o menor profundidad, las diversas técnicas y esquemas terapéuticos de las más frecuentes patologías estéticas, pero olvidan algo de fundamental importancia: como se puede vender, de forma ética, todos esos procedimientos que se enseñan o mencionan.

Las estrategias efectivas de gestión por un lado, y los imperativos de comercialización por el otro, son dos componentes esenciales para crecer y mantener una clínica de manera exitosa. Lamentablemente, estos principios básicos en la práctica médica están escasamente representados en los planes de estudios de nuestras universidades y que de hecho, a menudo son denostados, siendo mas que digno el poder vivir plenamente de la profesión que se ejerce y se ama.

El ADN de la mayoría de los médicos y en el núcleo básico de nuestra formación, es la raíz de la comercialización, con habilidades tales como el razonamiento deductivo, la afabilidad y la generosidad, que son inherentes a la mayoría de los médicos. Sin embargo en algún momento nos enfocamos tanto en nuestros libros de texto que resaltan los avances procedimientos médicos, que nos olvidamos del resto que nos rodea. No valoramos correctamente la comunicación interna con nuestro personal, ni aprendemos el idioma con el que nos debemos manejar con los pacientes para poder "llegarles" correctamente, y que no es el mismo con el que nos comunicamos con los otros colegas.

Esto es indispensable en un ambiente médico moderno, donde la gestión de la clínica médica y las habilidades de mercadotecnia son importantes, independientemente de la especialidad. No podemos olvidar que el Internet ha cambiado nuestra forma de practicar la medicina, pero también la forma en que los pacientes investigan, independientemente de si se trata de un tumor neurológico o de un tratamiento con mesoterapia

El manejo de la medicina estética es un poco diferente, los procedimientos no son obligatorios y los pacientes tienen muchas más opciones a elegir a la hora de acudir a un profesional. Los médicos estéticos necesitan adquirir las bases mínimas de comercialización y gestión que no les fue brindada en su paso por la universidad, porque si su consulta o centro no proporciona a los pacientes la vivencia que están buscando, sencillamente no volverán.

Su Clínica Estética" es una guía completa que le facilita las estrategias más importantes y esenciales para la construcción, impulso y la perfección de una clínica estética. Conceptos complejos, que se hacen fáciles de entender, con consejos relevantes y aptos para alcanzar el éxito inmediato. Este libro les ayudará a conseguir que los pacientes se interesen en su propuesta, además le dará valiosos consejos para garantizar que su gestión sea exitosa. Esta es una gran guía para aquellos que practican la medicina estética y que también resulta aplicable a todos aquellos que practiquen la medicina en general. Además, es recomendable a los administradores de clínicas y centros de medicina, así como a los médicos estéticos, que deben manejar a su consulta como una empresa unipersonal.

La demanda de medicina estética aumenta continuamente y este libro es un recurso imprescindible para los médicos que deseen optimizar la eficiencia de su consulta, maximizando la satisfacción y la fidelización de sus pacientes.

Prof. Dr. Raúl Pinto

Profesor Titular Universidad Argentina John F. Kennedy

Director Académico del Instituto Pinto de Buenos Aires - Argentina: info@institutopinto.com

y del Pinto Institute Europe de Gante - Bélgica: info@pintoinstitute.eu

INTRODUCCION

Este libro fue escrito para ayudarle, a usted, como médico estético, a desarrollar una clínica estética en el mercado dinámico y desafiante de hoy en día. Piense en este recurso como su propio consultor de marketing personal, plenamente a su servicio. Se incluyen ideas y visiones útiles para aumentar sus ingresos que le ayudarán a:

- entender los hábitos de compra de los pacientes estéticos
- convertir más consultas en reservaciones de procedimientos
- incrementar sus referencias de "boca en boca" a través de los clientes satisfechos.
- vencer a la competencia.
- trabajar más inteligentemente no más arduamente.
- mantener bajo sus costes.
- parar de desperdiciar dinero en esfuerzos de mercadotecnia que son en vano.

Como usted probablemente sepa, está participando en uno de los sectores más excitantes y únicos de nuestra historia. La medicina estética se ha convertido en una industria lucrativa, y multi-billonaria que sigue creciendo. Esta fase de crecimiento explosivo continuará gracias a:

- Los llamados "Baby boomers" (1 / 3 de nuestra población ó 80 millones de personas) no están envejeciendo con gracia. Quieren verse tan bien como se sienten, y tienen ingresos suficientes para obtener / recuperar su aspecto juvenil.
- La cultura actual con la obsesión por la belleza como núcleo.
- Medios de comunicación alimentando el deseo de verse más joven al informar los últimos avances en la mejora estética (sobre todo porque la mayoría de sus televidentes, lectores y el público conocen lo que son los "baby boomers".
- Programas de televisión que quitan el estigma de la mejora estética para que los pacientes estéticos sean más propensos a hablar abiertamente con sus amigos, familiares y colegas acerca de los procedimientos cosméticos que han tenido.

- Cambios en el reembolso de atención médica administrada para motivar a los profesionales de la salud al ver la industria de la mejora estética como otra fuente de ingresos.
- *Medi-spas* abriendo diariamente, así como especialidades no fundamentales, empresarios, capitalistas de riesgo y personas de negocios invirtiendo en la industria.
- Nuevas tecnologías menos invasivas que suscitan interés y el número de consumidores que quieren lucir lo mejor posible con poco o nada tiempo de recuperación, y por supuesto, sin señales indicadoras de haber tenido un procedimiento quirúrgico.

Dado lo anterior, le felicito por haber llevado a cabo las complejidades de desarrollo que conllevan una clínica estética. Se necesita un conjunto de habilidades determinadas para elevarse por encima de sus competidores. Tener a un médico estético excelente con destreza, tecnología avanzada y una oficina cómoda, no siempre es suficiente para construir una clínica estética exitosa en el ambiente competitivo de hoy en día. Se necesitan muchos matices trabajando juntos para hacer que una clínica estética sea verdaderamente exitosa. Se ha convertido en imperativo el atraer a su paciente preferido a través de distintas promociones estratégicas y de mercadotecnia profesional, tal y como se describe en esta guía personal.

El paciente estético de hoy en día puede ser un consumidor voluble. La verdadera comprensión de sus necesidades y deseos le ayudará a abordarlos de manera más apropiada, de modo que lo elijan a usted por encima de sus competidores, y se mantengan leales a usted mientras les remite a sus amigos, familiares y colegas. Una de las mejores maneras de ganar tal comprensión es escuchar la voz del paciente. A lo largo de este libro usted *escuchará* sus pensamientos y sus procesos de toma de decisiones.

Asimismo, se compartirán una serie de historias de diversos pacientes encuestados para darle valiosos consejos que potenciarán el éxito del lanzamiento o la estabilidad de su clínica estética a corto y a largo plazo También encontrará muchas estrategias de marketing fáciles de ejecutar que le ayudarán a comercializar sus productos y servicios de manera eficaz y profesional.

Espero sinceramente que este libro le reafirme lo que está haciendo, que le ayude además, a hacerlo bien, y que le ofrezca una guía para mejorar ciertos aspectos de su clínica para que le traiga la mejor recuperación de su inversión, tanto en tiempo, como en dinero y recursos.

Buena suerte, y le agradeceré todos las consultas que desee formularme.

Escríbame directamente a:
benito.novas@esteticamarketing.com
Benito Novas
Presidente & Estratega Superior de Mercadotecnia
Aesthetic Marketing Group, LLC

I

INVESTIGACION

Se llevaron a cabo una serie de entrevistas a 75 pacientes estéticos para la realización de este libro. Estos pacientes se sometieron a procedimientos quirúrgicos y no quirúrgicos para algún tipo de mejora estética, incluyendo inyectables y tratamientos con láser. El objetivo fue determinar los procesos de pensamiento de los pacientes estéticos, las tendencias a la hora de tomar decisiones y las sensaciones generales acerca de su médico estético, la clínica y el proceso en sí mismo.

La mayoría de los pacientes entrevistados fueron mujeres, que pertenecen al 85-90% de la población estética, sin embargo, la percepción masculina también se incluye en dicha encuesta. Los entrevistados provenían de un grupo diverso de pacientes en todo el país, tanto de grandes ciudades como de pueblos pequeños. La media de edad fue de 44 años.

Los reglamentos de HIPAA requieren que los nombres y las referencias sean cambiados para conservar el anonimato.

Los puntos clave, los comentarios del paciente y los recursos útiles serán enmarcados en recuadros sombreados a lo largo de este libro.

ADRIANA: LA HISTORIA DE UN PACIENTE

"Estaba dispuesta a dar marcha atrás al reloj. Sabía que me estaba viendo mayor y mis amigos siempre me preguntaban si estaba cansada. Era una trabajadora: profesional, soltera, y con un trabajo estresante. Lo cual se estaba viendo reflejado en mi rostro. Quería refrescar mi aspecto no sólo para sentirme mejor conmigo misma, sino también para mantenerme dentro de la competencia (tanto profesional como socialmente).

Como ya había estado recibiendo Botox, rellenos e IPL por un par de años administrado por una enfermera en el consultorio de un cirujano plástico, hablé con ella acerca de operar mis ojos, y fue ella precisamente la que me recomendó consultar a su cirujano plástico. También les pregunté a otros amigos e hice algunas investigaciones en Internet, de modo que fui a tres consultas. De hecho, elegí al cirujano plástico que la enfermera que conocía me había recomendado, ya que me sentía más cómoda ahí, además, aquél cirujano realmente me agradaba.

En la consulta, el cirujano fue muy profesional, erudito y experimentado. Era un hombre mayor, y había hecho muchos de estos procedimientos, lo sé porque me mostró un libro enorme de fotos tipo "antes / después". Pasó mucho tiempo conmigo, lo cual me impresionó, ya que sabía que estaría muy ocupado. Y su meticulosidad me hizo sentir mucho más cómoda, incluso me sugirió realizar un procedimiento adicional. Estuve de acuerdo ya que había estado volcando mucho en mí. Me sentí como si me estuviera poniendo todas las opciones en bandeja, permitiéndome elegir lo que yo quisiera. Me quedé impresionada con sus aparatos de medición, ya que una vez más, me demostró lo minucioso y preciso que era.

La operación salió bien y mi recuperación no estuvo mal. Debo decirles, sin embargo, que aunque me encantó el resultado, nunca lo volví a ver después de la cirugía. Ya que le encargó a su socio y a su enfermera hacerse cargo de mis cuidados post operatorio. Aunque recibí un gran cuidado por parte de ellos, me hubiera gustado ver al cirujano una vez más. Me sentí desechada y no le he hablado de él a tantas personas como lo podría haber hecho si se hubiera encargado de mí personalmente, al menos una vez".

— Adriana, 41 años - Botox, Rellenos y Blefaroplastia

I.   RESULTADOS DE LA ENCUESTA

1.   ¿Por qué se hizo un procedimiento de mejora estética?
   - 39% Para verse más joven
   - 38% para verse mejor
   - 11% para encontrar pareja
   - 6% Recientemente divorciado y quería un cambio
   - Finalmente, el 4% tenía el dinero
   - 2% Otros*

*   mantenerme dentro de la competencia
*   vio lo resultados de un amigo y quería lo mismo
*   quería verse bien para asistir a una boda / vacaciones
*   combatir el proceso de envejecimiento
*   Para sentirse más confiados cuando (al mejorar sus aspectos)

2. ¿Qué tipo de investigación hizo antes de someterse a dicha intervención?
    - 45% habló con amigos, familiares o compañeros de trabajo *
    - 23% Televisión
    - 16% Internet
    - 11% Ninguno +
    - 3% Revistas
    - 2% Otros #

*   hablar con los amigos se considera como investigación
+   solo necesitó una referencia de "boca en boca"
#   Otros refirieron asistir a eventos

3. ¿Cuánto tiempo le llevó decidirse a someterse el procedimiento?
    - 1-2 años: Procedimientos quirúrgicos *
    - 30 minutos - 2 semanas: procedimientos mínimamente invasivos +

*   Esto fue desde el momento en que lo consideraron hasta el momento en que realizaron la reserva. Sin embargo, cuando lo decidieron con seguridad, el procedimiento ya estaba reservado y se llevaría a cabo en cuestión de semanas, si era posible.
+   Los procedimientos mínimamente invasivos son más impulsivos y la mayoría de los pacientes quisieran ser tratados en el mismo momento de realizar la consulta.

4. ¿Cómo conoció usted a médico?
    - 35% Amigo / Familia
    - 32% Colega *
    - 13% publicidad / TV
    - 8% Internet
    - 5% Páginas Amarillas
    - 3% Salón de belleza/ Spa
    - 2% Otro doctor
    - 2% Correo directo

*   Tal vez, debido al tiempo que se pasa en el trabajo o fuera de casa, los colegas se han convertido en confidentes cercanos a los que tener en cuenta.

5. ¿Número de consultas a las que acudió antes de decidirse?
    - 39% 1 Consulta*
    - 28% 2 Consultas

• 33% 3 + Consultas

*   Del 39%, 82% fueron recomendaciones de amigos, familiares o colegas

6. ¿Qué importancia tuvo en su decisión que el personal fuera amable, informativo, amistoso y atentos?
    • 91% Mucho
    • 8%, Un poco
    • 1% no le importó

Nota: Se ha mencionado varias veces que los pacientes no fueron tratados con amabilidad y han abandonado la clínica, sin embargo, les gustaba el médico, por lo tanto, se quedaron (a pesar del personal).

Nota: La actitud de personal fue más importante cuando un amigo o compañero de trabajo no le hizo una recomendación personal al paciente, ya que no tenía ninguna referencia previa de la clínica.

Nota: Se ha mencionado varias veces que el personal olía a humo, lo cual fue desalentador y afectó la imagen de una oficina "limpia".

7. ¿Los tiempos de espera afectaron en su decisión?
    • 52% esperó menos de 20 minutos y quedaron satisfechos
    • 38% esperó demasiado tiempo, pero estaban contentos con el resultado *
    • 9% esperó demasiado tiempo y no volvieron otra vez
    • 1% se fue después de haber esperado demasiado tiempo

*   Nota: Las largas esperas son una queja recurrente, pero perdonable por lo general si se obtiene un buen resultado.

8. ¿Cómo de importante fue la estética de la oficina?
    • El 78% Muy Importante
    • El 20% Algo importante
    • El 2% No fue importante

Nota: la limpieza de la oficina y el orden fue importante para casi todas las personas, sin embargo, la estética en sí de la oficina, era más importante para los futuros pacientes que no recibieron una recomendación de la clínica.

Otros comentarios acerca de las clínicas estéticas por parte de los encuestados:

"Si ellos son conscientes de su oficina, serán conscientes sobre mi procedimiento".

"Refleja la propia personalidad del médico y su nivel de éxito, pero no es determinante para mí".

"La oficina representa al médico y debe decir cosas buenas de él / ella".

"Una oficina agradable demuestra que la clase y el orgullo en su trabajo".

"Preferiría tener que pagar más con tal de estar en una oficina agradable".

"Me sentí intimidado por la oficina, que era demasiado pretenciosa".

"Sólo me preocupa aparcar bien para entrar y salir fácilmente".

"Una oficina agradable me hace sentir su talento creativo, artístico y de calidad".

"Cuando entro en un ambiente tranquilo, y estéticamente agradable, me relaja y me hace sentir como si estuviera en buenas manos".

9. ¿Qué tan importante fue el material impreso del médico? (Tarjetas de presentación, membretes, señalización interna, paquetes de información para el paciente y material de relaciones públicas).
    * 43% muy importante
    * 40% Importancia media
    * 17% No es importante

Nota: fue más importante cuando el paciente llamaba solicitando que se le enviara información a sus hogares. Ellos respondieron más positivamente cuando los materiales fueron profesionales e informativos, y supieron demostrar la profesionalidad del médico.

Otros comentarios de los encuestados:

"Los materiales del médico son importantes para demostrar que es creativo, profesional, confiable, eficiente y actualizado".

"Todo el paquete de información es importante porque si prestan atención a todos los detalles, más se interesarán".

"No me importan sus 15 minutos de fama, a mí solo me preocupa que haga un buen trabajo conmigo".

"Su material impreso demuestra que es inteligente, actualizado e innovador".

"Me impresionó que hubiera publicado artículos, incluso estuvo en televisión".

10. ¿Le cobraron por su consulta? ¿Eso afectó su decisión?
   - 55% Me cobraron
   - 45% No me cobraron

Nota: Los pacientes que fueron referidos por un amigo, familiar o compañero de trabajo estaban mucho más dispuestos a pagar por la consulta que los que fueron a consultar a varios médicos. Además, los pacientes estaban más dispuestos a pagar por una consulta cuando discutían acerca de una cirugía facial en comparación con procedimientos mínimamente invasivos.

Otros comentarios de los encuestados:
   "El médico debe valorar su tiempo y cobrar por ello".
   "Me parecería algo desesperado, si las consultas fuesen gratuitas".
   "No hubiera ido de haberme cobrado por la consulta".

11. ¿Usted prefirió que el médico vistiera una bata de quirófano, traje / corbata, bata blanca de laboratorio, estos factores afectaron en su decisión de alguna manera?
   - 61% Bata blanca de laboratorio
   - 20% Traje y corbata
   - 10% Bata de quirófano
   - 9% No me importa

Nota: Los pacientes que fueron referidos por un amigo, familiar o compañero de trabajo no les importaba tanto lo que el médico vistiera. Sin embargo, a los pacientes nuevos les importaba más que lo que vistieran fuera de alta calidad, limpio, planchado, sin manchas y cómodo.

12. ¿Cómo fue saludado y tratado por el médico? ¿Fue esto determinante?
   - 95% Estrechar la mano
   - 92% Me miró a los ojos
   - 82% Se sentó frente a mí, sin barreras.
   - 68% Una pequeña charla
   - 56% Me escuchó
   - 52% Parecía genuinamente interesado y preocupado por mí como persona y como paciente
   - 28% Lo sentí falso y fingido

Otros comentarios de los encuestados:

"Me preguntó por mis hijos y eso me gustó mucho".

"Solo habló de él/ella, pero de mí, nada".

"Me dijo que se sintió atraído por la cultura asiática y eso me gustó, ya que soy de Asia y sentí que me entendió".

"Ella me hizo sentir cómoda con él/ella como persona antes de saltar al tema médico".

"Él se dirigió a mis preocupaciones específicas lo cual me gustó".

"Él repitió de nuevo lo que le había dicho lo cual me hizo sentir que realmente me escuchó".

"Él me decía lo que yo quería en lugar de escuchar lo que yo "realmente" quería".

13. ¿Cuánto tiempo paso el médico con usted en su consulta?
    - 54% Menos de 30 minutos
    - 41% De 30-60 minutos
    - 5% Mas de 1 hora

Nota: Cuanto mejor era el personal, menos tiempo tuvo que pasar el médico con el paciente durante la consulta. Y mientras mayor era el procedimiento, más tiempo se necesitaba que el paciente pudiera hablar con el médico cara a cara.

Otros comentarios de los encuestados:

"Me quedé impresionado cuando un médico tan ocupado pasó tanto tiempo conmigo. Me demostró que era minucioso y que se preocupaba por mí".

"Pasó mucho tiempo conmigo, de modo que me preguntaba si tenía otros pacientes que atender y si estaba lo suficientemente ocupado".

"Mi médico era tan minucioso que programó otra consulta conmigo para estar seguro de responder a todas mis preguntas. Me gustó mucho su rigurosidad".

"Él entró y salió tan rápido, que me sentí como si estuviera en una línea de montaje".

14. Comentarios generales sobre la consulta de los encuestados:

"Fue muy minucioso y media las cosas con un instrumento de precisión, así que pensé que era un verdadero perfeccionista y que me daría el mejor resultado".

"Fue tan clínico y técnico que me perdí desde el principio. No me importaba cómo iba a hacerlo, sólo quería una nariz más pequeña".

"Fue muy arrogante y no le importaba yo como persona, así que no me moleste en hacerle ninguna pregunta. Además, no me molesté en programar la cirugía, así que me fui con una persona mucho más agradable".

"Me gustó mucho uno de los médicos que visité, sin embargo, fue tan minucioso y me dio tantas opciones que me confundió. Tuve que decirle que tendría que pensarlo. Mientras lo estaba pensando, mi novia me habló sobre otro cirujano, al que visité, y con quien me entendí muy bien así que programe la cirugía con él porque escuchó lo que yo quería. Me mostró los resultados de otros pacientes en mi misma situación, y lo mantuvo todo muy simple".

"Él tenía mal aliento y eso fue una gran desconexión para mí".

Nota: Varios de los pacientes se sentían "sobrevendidos" durante su consulta. Los pacientes que preguntaron estaban felices de recibir la opinión del médico. Fue la respuesta no solicitada por parte del médico lo que dejó la sensación de sobreventa en los pacientes. Muchos sintieron que no necesitaban de tanto rejuvenecimiento.

15. ¿Prefiere usted una suite privada quirúrgica en el consultorio del médico, un centro quirúrgico ambulatorio o un hospital?
- 68% suite privada quirúrgica
- 22% Hospital o centro quirúrgico ambulatorio
- 10% No tengo preferencias

Otros comentarios de los encuestados:

"Me gustó la privacidad y la comodidad de la suite quirúrgica del médico".

"Me sentí más seguro en el hospital".

"Los hospitales tienen gérmenes, infecciones y personal malhumorado".

"Me dieron un servicio mucho mejor en sala de cirugía de mi médico de lo que jamás habría conseguido en un gran hospital".

* 22% preferían el hospital o centro quirúrgico en lugar de la suite quirúrgica del médico. Presentaban las siguientes dudas:
- Acreditación: de las instalaciones por la Asociación Americana para la Acreditación de Facilidades de Cirugía Plástica Ambulatoria

(AAAPSF) o la Asociación de Acreditación de Atención Médica Ambulatoria (AAAHC) o certificación por el estado, etc.

- Anestesia: el tipo a utilizar y las diferencias entre la anestesia general y local. Parece ser que muchos pacientes han escuchado demasiadas historias de terror sobre personas que han llegado a morir bajo los efectos de la anestesia general, o que la anestesia local tiene sus ventajas, como menos hematomas, tiempo de recuperación menor, sin riesgo, etc.
- Anestesiólogo: o quién ha estado administrando la anestesia, es decir, cirujanos, enfermero/as, anestesistas, etc.
- Emergencia: cómo serían manejadas las cosas si algo saliera mal.

16. ¿Cómo planeó el médico los resultados?
    - 82% Antes / después de las fotos
    - 74% A mano, espejo, esponja de algodón
    - 28% Testimonios de pacientes (personal incluido)
    - 18% Llamando a otros pacientes
    - 12% Dibujando a estilo libre
    - 8% Imágenes por computadora o herramientas de análisis de la piel

Nota: 96% le habría gustado una imagen digital o un análisis de piel.

17. Mencione la importancia de cada criterio en la toma de su decisión:
    - 58% La reputación del médico, credenciales, la confianza y su habilidad.
    - 8% Personal
    - 4% Ubicación
    - 2% Instalaciones

Nota: Estas cifras variaron en función de los tipos de procedimientos, desde los mínimamente invasivos hasta aquellos procedimientos quirúrgicos. Mientras menos invasivo fuera el precio, el personal y la ubicación fueron los factores decisivos, sin embargo, la reputación siempre fue importante.

18. ¿Cómo dio seguimiento el médico después de la cirugía y qué tan importante fue esto para usted?
    - 22% Recibió llamada del médico
    - 55% Recibió llamada del personal
    - 21% No ha recibido ninguna llamada de seguimiento

- 2% Fueron visitados personalmente en su casa por el médico

De los que recibieron una llamada del personal, el 82% habría preferido que llamara el médico. Los visitados en su casa por el médico refirieron a varios pacientes, ya que estaban sumamente impresionados con la preocupación del médico por su recuperación. Y mientras más invasivo el procedimiento quirúrgico, más el paciente quería hablar con el médico, especialmente para asegurarse de que estarían felices con el resultado después de terminado el proceso de recuperación.

19. ¿El médico le dio seguimiento con flores, frutas y / o tarjeta de agradecimiento y qué tan importante fue eso para usted?
    - 98% No recibió nada después
    - 2% Recibió flores
    - 1% Recibió tarjeta de agradecimiento

Nota: el 86% habría apreciado recibir algo para darles las gracias y demostrar que la clínica se preocupaba por ellos.

20. ¿Tanto el médico como el personal sanitario siguieron siendo amables y atentos en sus citas de seguimiento?
    - 64% Se sentían tratados de la misma manera
    - 28% Nunca vio o se reunió con el médico de nuevo
    - 8% Sintieron que fueron tratados rudamente y con desdén

Otros comentarios de los encuestados:

"Nunca vi al médico de nuevo, y me hizo sentir como si fuera solo una cirugía más".

"El médico me quería ver de nuevo para seguimientos periódicos y eso me hizo sentir cuidada/o".

"El personal de recepción estaba siempre muy feliz de verme, eran como viejos amigos".

"El cirujano estuvo realmente cortante conmigo y eso me ha impedido recomendarlo a otras personas".

21. Comentarios de los encuestados acerca de: las complicaciones, la insatisfacción y el seguimiento:

Se presentó varias veces que, el paciente se sentía incómodo discutiendo la insatisfacción con su médico, ya que no estaba siendo bien recibida. En muchas ocasiones, el médico se puso a la defensiva y confrontador. Algunos incluso tenían dificultades para ver de nuevo a sus cirujanos ya que estaban siempre "en cirugía" cuando el paciente quería programar el tiempo de seguimiento para discutir sus preocupaciones.

Los médicos que realmente escucharon las preocupaciones del paciente e hicieron algo al respecto salieron beneficiados y recibieron la mayoría de las recomendaciones.

22. ¿Ha recomendado usted a su médico? Si es así, ¿a cuántos amigos, familiares y colegas?
   - 86% Le recomendó la clínica al menos a otras dos personas
   - 9% No recomendó ese médico a otras personas porque no estaban satisfechos
   - 5% No le dijeron a nadie que se habían hecho nada

Nota: Los estilistas fueron la principal fuente de referencia. Ellos recomendaron su médico favorito a 100-250 pacientes.

23. ¿Le gustaría tener sus fotos de "antes / después", y/o se las mostraría a otros?
   - 82% querían sus fotos de antes / después
   - 76% Se las mostraría a los demás
   - 18% No querían sus fotos y no se las enseñarían a nadie

24. ¿Se haría usted más mejoras estéticas? ¿Por qué o por qué no?
   - 98% Sí
   - 2% Quizás

Nota: Nadie dijo que nunca lo volvería a hacer.

Otros comentarios de los encuestados:
   "No me importa envejecer, pero sí me importa parecer viejo".
   "Quiero volver atrás el reloj".
   "¡Voy a luchar contra este proceso de envejecimiento hasta el final!"
   "Quiero mi figura pre-embarazo de regreso"
   "Quiero verme en el espejo y sentirme bien con lo que veo".
   "Estoy orgulloso de estar en excelente forma y quiero que mi rostro refleje mi cuerpo".
   "Me siento más confiado cuando me veo bien".

25. ¿Cómo se siente acerca de la publicidad y la mercadotecnia de los médicos?

Mercadotecnia

Los pacientes encuestados dijeron que estaban interesados en escuchar de su médico periódicamente. Querían información acerca de lo que hay nuevo en la clínica, así como las nuevas tecnologías, procedimientos y tratamientos en la industria para ayudarles a verse lo mejor posible. Ellos vieron esto más como un aprendizaje que como mercadotecnia cuando la correspondencia era informativa. También apreciaban ser contactados acerca de eventos especiales y de promociones durante todo el año.

Publicidad

Los pacientes encuestados acerca de la publicidad ofrecieron una variedad de respuestas. Si la publicidad era más informativa que "artificiosa", a la mayoría de los pacientes les gustaba ver a su médico en los periódicos o las revistas sociales. Esto parece confirmar que eligieron al médico adecuado. También elevó en cierta medida el prestigio del médico y aumentó su reconocimiento con posibles pacientes que vieron el nombre del médico y su foto en una publicación. Escuchar el nombre del médico en otro lugar condujo a múltiples exposiciones, y ha ayudado a elegirlo sobre los demás. También su nombre obtuvo buen un reconocimiento, ya que sus pacientes quedaban impresionados cuando fueron vistos en diversas publicaciones de alta calidad. Sin embargo, cuando los médicos estaban personalmente promocionando su clínica y ofreciendo descuentos permanentes en sus servicios, varios pacientes cuestionaron por qué su médico hace tanta publicidad externa siendo tan bueno. Ellos vieron esto como una medida desesperada para captar nuevos pacientes cuando supuestamente debería existir una sólida base de pacientes recomendados.

"Me encanta mi médico y su personal. Los veo como una familia para mí y nunca iría a otro lugar".

- Connie, de 42 años de edad, Inyectables.

II

EL VALOR DE UN PACIENTE

Una clínica estética exitosa le debe su éxito a los pacientes. Se trata de una compleja red de relaciones personales e interacciones individuales a través del tiempo, en la que participarán personas que hayan sido recomendadas por otros, y trayendo con ello, cuantiosas recompensas financieras para su clínica estética.

Para entender esta máxima, se realizó el estudio de un caso particular de una paciente llamada "Loren: la paciente estética". Loren es una paciente real. Empezó a ir a la clínica a mediados de sus 30 para realizarse unos procedimientos mínimamente invasivos. Le gustaba el personal, tenía una gran experiencia en cada visita y le gustaron los resultados de este médico. Debido precisamente a que fue tratada tan bien y la oficina se mantuvo en contacto con ella a través de boletines y de promociones especiales, les habló a sus amigos, familiares y colegas acerca de esta clínica. En poco tiempo algunos de ellos también empezaron a ir a este médico, que a su vez se lo recomendaron a otras personas los cuales resultaron ser miembros de importantes medios de comunicación, propietarios de spas de alto nivel y empresario/as quienes a su vez fueron capaces de poner al médico frente a cientos de otras mujeres de mentalidad semejante.

En consecuencia, muchos pacientes eligieron al médico cuando estuvieron listos para una mejora estética y se lo recomendaron a sus amigos, familiares y colegas, y así sucesivamente.

Durante el periodo de Sue como paciente activa, ha generado más de 40.000 $ para el médico solo en procedimientos personales, además de otros 98.000 $ en recomendaciones a la clínica incluyendo a amigos, familiares y colegas. La publicidad de boca en boca, así como la credibilidad instantánea y las referencias adicionales no tienen precio.

Por favor, recuerde y recuérdeles a su personal que cada interacción con el paciente es una potencial mina de oro. Debería tomarse el tiempo necesario para tratar a sus pacientes con el mismo respeto y generosidad con que trataría a sus propios amigos cercanos o familiares.

Agradezca a sus pacientes sus recomendaciones para que se sientan apreciados. Manténgase en contacto con ellos durante todo el año. Las circunstancias cambian (la vida cambia, la gente cambia). ¿Quiere estar ahí para ellos durante una de las etapas más importantes de sus vidas, para que a su vez ellos se dirijan a usted cuando estén listos para una siguiente posible mejora estética la próxima semana, el mes que viene o el próximo año?

¿QUE ES LO QUE REALMENTE DESEA UN PACIENTE ESTETICO?

"La mejor manera de conseguir lo que quieres en la vida es dándole a suficiente personas lo que anhelan".

— Zig Ziglar

¿Qué es lo que sus pacientes estéticos realmente quieren? ¿Podría usted realizar más intervenciones si les supiera guiar hacia lo que ellos realmente buscan desde el primer momento?

Las necesidades predominantes establecidas en la encuesta fueron:

- "Tengo que seguir siendo competitivo en el mundo de los negocios".
- "Quiero verme tan bien como me siento".
- "Todavía quiero sería importante".
- "Quiero que me guste lo que veo en el espejo".
- "Estoy todavía soltera y quiero sentirme hermosa".
- "Voy a una reunión de clase y quiero que mi antiguo novio sienta celos".
- "Tengo algo de dinero y siempre he querido arreglarme esto".
- "Estoy harto/a de verme (----------) en el espejo y estoy dispuesto/a a cambiarlo".
- "Siempre he querido mejorar mi (----------) y ahora tengo tiempo y dinero".
- "Quiero hacerme algo especial".

Estas son las necesidades que son capaces de articular en voz alta. Pero hay necesidades emocionales subyacentes que deben abordarse. Tal vez no sean capaces de verbalizarlas, pero lo más probable es también estén buscando en cierta forma sentimientos de prestigio, libertad, justicia, estatus, amor, seguridad, reconocimiento, felicidad y tiempo. Si usted pudiera identificar sus necesidades emocionales en particular y abordarlas, habrá convertido a su paciente en un consumidor nato.

Sus pacientes quieren sentirse mejor con ellos mismos y con sus vidas. Están comprando esperanza y felicidad. Esperan que usted haga que se vean mejor. Esperan que sus vidas mejoren. Esperan sentir más felicidad. Y esperan, por lo tanto, sentirse mejor consigo mismos.

Ya que estos pacientes no NECESITAN sus servicios (únicamente los desean) lo elegirán para mejorar su aspecto solamente si confían en usted lo suficiente y creen que usted va a darles realmente lo que quieren. Por otro lado, no quieren sentimientos de remordimiento, arrepentimiento o insatisfacción. El paciente espera lo siguiente de usted:

- Su comprensión y compasión.
- Su completa atención.
- Servicio personalizado.
- Entrega rápida del servicio.
- Personal capacitado y educado.
- Imagen profesional.
- Obtener más de lo prometido.
- Tiempos de espera mínimos.
- Un claro entendimiento de los servicios y los costos.
- Precios justos.
- Pronta devolución de llamadas.
- Atención telefónica rápida y profesional.
- Ambiente relajado.

Especialmente, a las mujeres les gusta recibir atención profesional especializada y necesitan saber que usted se preocupa por ellas como personas, así como de su comodidad y de su satisfacción. Los pacientes estéticos quieren ser escuchados. Quieren saber que usted está escuchándolos. Por eso deberá conversar con ellos de sus expectativas y esperanzas, de sus deseos, de sus necesidades, temores, preocupaciones, decepciones y expectativas. Es importante escuchar lo que más les importa a sus pacientes y porqué. De modo que, deberá hacer todo lo posible para darles lo que quieren dentro de lo razonable. Así es como se forja la confianza y la lealtad con sus pacientes.

"Fue muy atento e interesado en mí como persona. Yo ya estaba pre-vendida gracias a mi estilista, pero su naturaleza cuidadosa cerró el trato".

— Bárbara, 44 años, Blefaroplastia y Botox

LO QUE LOS HOMBRES BUSCAN

Los hombres constituyen aproximadamente el 10-15% del mercado actual y ese número va en aumento. Es importante conocer sus necesidades y deseos con el fin de poder atenderlos.

Las motivaciones de los hombres no son muy diferentes de las de las mujeres. Ellos también quieren verse bien y seguir siendo competitivos y comercializables en su lugar de trabajo, así como en la escena social. También pueden formar parte del ya explicado anteriormente, *"baby boomer"*, una generación no quiso llegar a envejecer. Igual que las mujeres, que quieren defenderse y "comprarse" más tiempo.

La mayor diferencia en la atención entre hombres y mujeres, se encuentra en la comunicación. Las mujeres hablarán en detalle y abiertamente sobre el tema personal de una mejora estética, mientras que los hombres son más introvertidos. En general, los hombres desean entrar, terminar y salir sin mucha conversación. Tan solo dígales los hechos, sea sincero, manténgalo simple y mantenga el proceso abierto. Los hombres no estarán brincando de oficina a oficina. Este proceso puede ser muy incómodo para ellos. Conecte con ellos y obtendrá un nuevo cliente.

Mientras que los hombres están más abiertos que nunca a los dos procedimientos estándar de cirugía: la no invasiva y la estética, la mayoría de los hombres probablemente llegan debido a la urgencia de recibir mujeres en sus vidas. Asegúrese de que sus pacientes (mujeres) sepan que acepta y da la bienvenida a pacientes del sexo masculino. Luego aborde las preocupaciones principales de los pacientes masculinos, que son por lo general, el precio y el dolor.

El DOLOR Y LOS HOMBRES

El sufrimiento y los hombres no se llevan bien. Los hombres pueden ser más intolerantes al dolor que sus pacientes del sexo femenino. Tienen una resistencia más fuerte así que pueden necesitar más anestesia y sedación.

Haga todo lo posible para minimizar su dolor y de asegurarse de que vuelvan a usted una y otra vez. Los hombres tienen más dificultades para permanecer quietos, especialmente en los procedimientos mínimamente invasivos, tales como los inyectables y los procedimientos con láser. Use ráfagas, bloques de hielo, y anestesia local/general, o todo aquello que les dé una experiencia más agradable.

EL DOLOR EN GENERAL

"Yo voy al mejor inyector de Botox en el mundo. Es tan atento, que mis amigos y yo lo llamamos el "inyector amable". Puedo ir y salir inmediatamente después. Yo solía ir a otro médico, pero fue duro. Fue doloroso y me dejaba magullada e hinchada por varios días".
— Stephanie, 36 años, Botox.

El tema del dolor surgió a menudo mientras entrevistaba a los pacientes para este libro. Todavía podían sentir los golpes, picaduras, calor y dolores. Los recuerdos de las molestias de la cirugía, inyecciones, rayos láser y otros procedimientos, volvían cuando se les pedía recordar sus experiencias. El paciente debe tener una experiencia tan agradable como sea posible antes, durante y después de los procedimientos estéticos. Los detalles cuentan. Lo último que quiere es que el paciente se queje a sus amigos, familiares y colegas acerca de sus experiencias dolorosas. Mientras más cómodo esté el paciente, más probable será que regrese con usted una y otra vez, y le recomiende a otras personas, así de simple.

Use ráfagas, cremas de uso tópico, enfriadores y bloques para procedimientos mínimamente invasivos y un cóctel local efectivo o anestesia general para cirugía. Asegúrese de enviar a sus pacientes a casa con medicamentos post-operatorios para el dolor, tratamientos o medicamentos tópicos. Su recuperación debe ser normal. Ellos lo verán como un acto natural de amabilidad y de compasión, todo sea para su comodidad y satisfacción.

COMENTARIOS DE PACIENTES SOBRE EL TIEMPO DE RECUPERACION.

Varios de los pacientes mencionaron que sus inyectables y los procedimientos con láser fueron particularmente dolorosos y dieron lugar a hinchazones y hematomas los días siguientes. Sin embargo, al comparar experiencias con sus amigos, se enteraron de que no tenía por qué ser así. De modo que estuvieron dispuestos a probar diferentes médicos conocidos por su técnica más suave, sin dolor y con poca o ninguna hinchazón y / o hematomas. Les resultaba difícil, y muchas veces imposible, volver a al médico de técnica "más brusca ", y lo cierto es que obtuvieron un gran resultado, pero fue mayor el tiempo de recuperación.

Una vez más, haga todo lo posible para hacer de la experiencia de sus pacientes, una experiencia placentera. Los pacientes tendrán en cuenta el dolor, la hinchazón y los hematomas a la hora de decidir a quién regresar y a quien no. Ofrézcales soluciones post-operatorias para una recuperación más rápida. Ellos se lo agradecerán.

III

MERCADOTECNIA DE IMAGEN

"Nunca tendrás una segunda oportunidad para generar una primera impresión".

La percepción que el paciente tenga de usted será su realidad. Si piensan que es bueno o no: ¡tendrán razón! Determine cómo quieren que le vean, haga que le crean y que reaccionen positivamente ante usted. Para ayudar a que lo vean de la mejor manera, preste atención a los detalles.

Seamos realistas, la gente está tan ocupada hoy en día que tienden a calificar a la gente en un minuto, emiten juicios a presión y basan todas las demás decisiones según esos juicios. Su primera impresión acerca de usted es muy importante ya será la que permanezca (para bien o para mal). Necesita hacer lo posible para asegurarse de que sea memorable y positiva.

Cuando no conocemos a alguien, buscamos pistas revelando quién es y lo que valora. Nos fijamos en su vestimenta, el pelo, zapatos, etc. Lo mismo ocurre con sus pacientes. Cuando un paciente es nuevo para usted y su clínica, prestarán atención a los detalles de su decoración, sus materiales de mercadotecnia y todas las pistas visuales. También notarán detalles sobre su personal, su comportamiento y su vestimenta. Esto incluye los olores como el perfume, el humo y el mal aliento. Ellos asimilan todo lo que ven, oyen, huelen, tocan y prueban y lo clasifican en función de sus preferencias personales.

Es por eso que las "cosas" externas son tan importantes cuando se va a reunir con los pacientes por primera vez. Ayúdeles a que lo vean como un verdadero profesional por su atención al detalle. El posible paciente que puede estar "investigándole" y controlará atentamente su imagen y profesionalidad. Asegúrese de que está mostrando una imagen positiva.

POSICIONAMIENTO: DIFERENCIANDOSE DE LA COMPETENCIA

Es importante definir quién es usted para que sus pacientes "preferidos" y posibles pacientes, graviten en torno a sus servicios. Puesto que no se puede ser todo para todos, es necesario identificar al paciente preferido y atender a sus gustos y preferencias específicas. También es necesario comunicarse con ellos de una manera que les permita identificarse con usted y con sus valores, tanto personales como profesionales. El objetivo es diferenciarse de los demás para conseguir atraer a los pacientes que desea y rechazar a los pacientes que no desea, o simplemente no le convenga.

Asegúrese de que la imagen que está proyectando está en sincronía con el tipo de paciente que está intentando atraer. Este es un elemento clave en la mercadotecnia. Es más importante de lo que usted piensa (especialmente para aquellos que aún no lo conocen).

Algunos ejemplos de posicionamiento y diferenciación son:

- El muy exclusivo "Cirujano de las Estrellas", que atiende a las celebridades y cobra tres veces más que sus colegas.
- El médico de bajo precio que está interesado en cantidad y orientado a un mercado de masas.
- El mejor médico de nariz o de pecho, la persona a quien otros especialistas recomiendan a sus pacientes.
- La clínica que atiende a los profesionales que trabajan y que ofrece citas nocturnas y sabatinas.
- La doctora que atiende solo pacientes del sexo femenino.

Contestar las siguientes preguntas le ayudará a definir su posicionamiento:

- ¿Qué adjetivos le describen mejor?
- ¿Cuáles son los datos demográficos de su paciente preferido?
- ¿Quiénes son sus competidores?
- ¿Por qué es usted diferente a ellos?
- ¿Por qué debería un paciente ir a usted en lugar de la competencia?

Puede estar diciéndose a usted mismo, "Yo no quiero limitarme. Quiero que todos vengan a mí". Eso está bien, pero no es la realidad. Lo mejor es atraer a un determinado grupo demográfico y socioeconómico. De modo que puede abrazar a ese grupo o cambiar su posicionamiento para atraer a distintos pacientes.

Ser conocido por un determinado procedimiento tampoco es limitante. Puede que no quiera que la gente lo conozca como el "doctor de senos". Pero si usted es conocido como el doctor de senos, otros médicos menos competentes les referirán sus pacientes. Los pacientes que tienen problemas de senos irán a usted y permanecerán a su lado para otros procedimientos, si llegasen a tener una buena experiencia.

Los médicos continuarán refiriéndole para casos de senos y sus pacientes continuarán recomendándoles a sus amigos para operaciones de pechos, así como para otros procedimientos.

HACER LO CORRECTO POR SUS PACIENTES

"Fue muy directo y honesto acerca de lo que podría hacer por mí y lo que podría esperar realísticamente. Eso me agrado mucho".
— Nancy, 52 años, Levantamiento de Cuello y Liposucción

Los pacientes en mi encuesta mencionaron repetidamente la palabra "honestidad" e "integridad" al describir a sus médicos. Mi consejo es hacer lo correcto por sus pacientes. Darles lo que desean cuando sea apropiado, sin sobrevenderles. Aunque nadie quiere ser vendido y los consumidores de hoy en día son inteligentes y sensibles a las tácticas de ventas, y sí desean "conectarse" con un médico con quien puedan hablar y confiar. Un médico que emane confianza y tranquilice al paciente. Se alegrarán de haber decidido seguir adelante con el procedimiento con usted, lo cual generará más procedimientos futuros.

Su nombre y reputación son muy valiosos, protéjalos a toda costa.

SU PERSONALIDAD

Regla #1: Sea usted mismo.

Le aseguro que la mayoría de los pacientes prefieren al verdadero usted que a un farsante. La mayoría de la gente puede detectar un farsante a una milla de distancia y no le respetarán de igual forma. Además, no confiarían en alguien así. Así que relájese, sea usted mismo (el que está de un buen estado de ánimo, abierto, y amistoso) y trabaje con lo que tiene. Si necesita mejorar sus habilidades sociales, hay muchos libros disponibles.

Libros Populares: El Arte de la Persuasión, de Juliet Erickson

Como Hacer Amigos e Influenciar a la Gente, de Dale Carnegie

SU VESTUARIO

Bata blanca de laboratorio, traje / corbata, Bata de quirófano
Los encuestados prefieren que el médico estético vista de la siguiente forma:

- 61% Prefirió bata blanca de laboratorio
- 20% Prefirió traje / corbata
- 10% Bata de quirófano
- 9% No le importaba lo que el médico vistiera

La mayoría de los pacientes prefirieron que el doctor vistiera una bata blanca de laboratorio para su consulta.

Esto les parecía más creíble y profesional. Las batas de quirófano les recordó a los pacientes la seriedad del procedimiento y fueron el atuendo que menos le gusto. También es importante mencionar que todo lo que se vista deberá estar limpio, planchado y presentable. Una vez más, si alguien no fue recomendado en calidad de paciente, la vestimenta de los médicos era más importante ya que el paciente prospectivo realizo juicios sobre quién sería el médico adecuado para él o ella.

SU OFICINA

Los encuestados comentaron sobre la importancia de la estética de la oficina:

- 78% La estética de la oficina fue muy importante
- 20% La estética de la oficina fue de cierta importancia
- 2% No les importaba la estética de la oficina

"La diferencia entre una buena clínica y una gran clínica radica en los detalles".

Son las "cosas pequeñas" lo que le diferenciarán de los demás. La atención al detalle es muy importante para sus pacientes, especialmente para aquellos que estén pensando en invertir una gran cantidad de tiempo y recursos con usted con la intención de mejorar su aspecto.

Una oficina agradable y limpia, es indicativo, según la opinión de los encuestados, de modo que enorgullézcase de su oficina. Si usted se preocupa por los detalles y la limpieza de su oficina, también aplicaría la misma atención a los detalles de su trabajo. Su oficina dice tanto acerca de usted como persona y su actitud hacia sus pacientes, considérelo como una comunicación no verbal.

Preste especial atención a su oficina, o mejor aún, haga que un par de ojos ajenos y de confianza se pase de vez en cuando por la zona de recepción, salas de examen y quirófano. Haga que le den sus opiniones. ¿Qué dice su oficina acerca de usted? ¿Está obsesionado con la limpieza, el orden y la estética o le importa poco? ¿Ha tomado el tiempo y los recursos necesarios para hacer que la experiencia en la oficina sea agradable para sus pacientes?

"Si el médico es consciente acerca de su oficina, será consciente de mi procedimiento".
— Patricia, 45 años, Blefaroplastia y Liposucción.

Aquí hay algunas útiles y rentables formas de establecer un ambiente estéticamente agradable:

- Impecablemente limpio y sin polvo en las esquinas, detrás de los libros y en los armarios y cajones.
- Elimine el desorden de su oficina: cajas, mensajes antiguos, etc.
- Actualice su oficina cada tres años ya que los colores, texturas y los diseños cambian.
- Dele a su oficina una nueva capa de pintura con colores suaves.
- Reemplace las viejas y desgastadas cortinas y persianas.
- Reemplace las plantas viejas con nuevas plantas, utilizando lo último en cerámica.
- Proporcione una iluminación suave música relajante y estéticamente agradables, como obras de arte.
- Invierta en calidad: muebles cómodos, sofás en vez de sillones, etc. La mayoría de los pacientes prefieren la privacidad y no quieren sentarse juntos.
- Coloque flores frescas a lo largo de la práctica y reemplácelas semanalmente.

Opcional: Proporcione un carrito de té de autoservicio con jarras de café y agua caliente surtido de bolsas de té, galletas, frutas y barras de regalí. Esta es la amable hospitalidad de lo que ellos hablan y le dará a los pacientes ansiosos y agobiados algo con lo que mantenerse distraídos mientras esperan su consulta.

El objetivo es tratar a sus pacientes como lo haría con cualquier visitante en su casa. Le ayudará a construir una buena relación ahora y hacer el resto del proceso de adhesión del paciente más suave.

SU MATERIAL DE MERCADOTECNIA

El 43% de los entrevistados dijo que los materiales impresos son muy importantes.

El 40% de los entrevistados dijo que los materiales impresos son relativamente importantes.

El 17% de los entrevistados dijo que los materiales impresos no son importantes.

"Su material impreso demostró que estaba preparado, actualizado y que era innovador".

— Kelly, 30 años, Rinoplastia.

Muchos encuestados dijeron que habían llamado a varias oficinas y solicitaron información sobre la clínica. Lo que obtuvieron a cambio fue, a veces, sorprendente. Algunos recibieron folletos de procedimientos con la tarjeta de presentación del médico adjunta. Muchos recibieron los folletos de la sociedad de esa especialidad o folletos de fabricantes de genéricos. Algunos recibieron una carpeta de presentación impresionante cargada con información interesante de procedimientos y de dicha clínica. Y otros, simplemente recibieron un sobre en blanco con la tarjeta de presentación del médico en su interior. Sin embargo, algunos no recibieron nada y se les pidió que visitaran el sitio web para más información. *

Si un amigo recomendó ampliamente al médico, los materiales todavía fueron importantes, pero no tanto. Los materiales impresos fueron más importantes cuando el paciente recomendado no conocía al médico y no había recibido una opinión veraz por parte de otra persona. El paciente recomendado que no tiene otra cosa en la que ceñirse, probablemente irá en busca de materiales impresos de un médico para saber con quién está tratando y en manos de quién está, por no decir que esto podrá ayudarle a conocer su personalidad, sus valores y su filosofía. De hecho, quedaron impresionados cuando recibieron un paquete de información en papel elegante que incluía gráficos, fotos e información específica acerca de sus intereses. A menudo elegían al médico que había enviado más papel y materiales que los demás.

Si usted está tratando de hacer crecer su base de datos de pacientes a través de Internet y la publicidad para llegar a nuevos pacientes, debe seguir adelante con los materiales sólidos de mercadotecnia. La mayoría de los pacientes estarán, probablemente, buscando en otras clínicas. Recuerde que lo que usted quiere es hacer que su publicidad destaque por su calidad y demostrar que tiene un cierto nivel de excelencia profesional, de modo que cuide al detalle los materiales informativos que facilite a sus pacientes, así como sus procedimientos estéticos. Estas herramientas dan la percepción de valor añadido y son eficaces para aumentar las referencias externas. El material de marketing es una de las cosas más importante a tener en cuenta, entre ellos:

- Tarjetas de presentación
- Papelería
- Sobres
- Etiquetas de envío para sobres blancos y grandes
- Tarjetas para ser utilizadas en cumpleaños y notas de agradecimiento
- Certificados de regalo
- Tarjetas de recordatorio de citas

Otras herramientas de marketing importantes pero no esenciales para diferenciarlo de los demás y ayudarle a destacar como un verdadero profesional podrían ser las siguientes:

- Folleto de la clínica con su foto, filosofía y credenciales
- Boletín trimestral de la clínica
- Amplia carpeta de dos bolsas para los paquetes de información para el paciente
- Página personalizada para cada procedimiento
- Bolsa de productos que muestre con su nombre y el logotipo de la clínica

* Nota: Ofrecerle la posibilidad a un paciente de visitar su página Web en lugar de enviarles un paquete de información, podría ser un arma de doble filo. Por un lado, estará ahorrando dinero al no enviar materiales costosos, eso es cierto. Pero por otro lado, podrían darle una visión de "postergador" si a una persona que llama se le dice que vaya y visite el sitio Web, piense que este gesto podría incitarle a realizar otras búsquedas de Internet, lo cual podría estar llevándole de la mano a las clínicas de la competencia. Personalmente le sugeriría hacer cliente fantasma en su propia comunidad para determinar lo que otros están haciendo. O, mejor aún, diferenciarse mediante el envío de un paquete profesional de información para los mismos pacientes.

MARCA: COMENTARIOS DE PRESENTACION Y EXPERIENCIA

El desarrollo de su propia personalidad a través de los materiales inéditos de su clínica es importante para conseguir el éxito a la hora de atraer a sus pacientes. Si se hace bien, su *look and feel,* evocará la emoción suficiente en el paciente y les dirá quién es usted y lo que más valora en su profesión. Asegúrese de que sus materiales lo retraten con precisión.

El logo de su clínica

Su logotipo es su nombre gráfico y su eslogan para la creación de una identidad comercial y atractiva para su clínica. Asegurarse de que es estéticamente agradable y de que crea una impresión duradera. También, asegúrese de que se adapte a su personalidad. No deje a un diseñador crear colores y gráficos agresivos si es usted conservador, ya que no se ajustara a su imagen y sus pacientes no se identificarán con su clínica. Asegúrese de actualizar su aspecto cada 3-5 años.

Folletos Personalizados de la Clínica

El folleto personalizado de su clínica es una herramienta de ventas importante. Esta herramienta será la que informe de usted como profesional, y de sus servicios, aun cuando ni siquiera esté ahí físicamente, y se podrán propagar más rápido de lo podría hacerse por cuenta propia. El folleto personalizado de su clínica establece una imagen fuerte y positiva para usted y ayuda a construir la confianza, la credibilidad y la familiaridad con sus pacientes.

Asegúrese de que el folleto personalizado de su clínica incluye:
* Su fotografía
* Sus áreas de especialización
* Su filosofía
* Sus servicios
* Sus credenciales
* Su logotipo
* Cualquier tipo de exposición en los medios de comunicación que haya tenido
* Testimonios de pacientes
* Su participación en la comunidad

El folleto de su clínica tiene que ser distribuido a través de su red de pacientes y de su comunidad para ayudar a obtener recomendaciones de boca en boca. Asegúrese de enviarlo a sus pacientes actuales, instándoles a que lo compartan con sus amigos, familiares y colegas. También envíelo a los pacientes prospecto que llaman o le envían correos electrónicos. Envíelo a los pacientes que programaron su primera cita con usted para que así sientan una conexión con usted, y que por seguro ayudará a hacerle programada. Del mismo modo, deberá asegurarse de que todos los médicos, enfermeras, spas, salones y medios de comunicación en general, tengan su folleto para que lo puedan utilizar como recurso, así como una fuente de referencia.

El folleto puede ser un simple, 8x11, doblado en tres paneles o puede ser un folleto de varias páginas. Asegúrese de imprimirlo en papel brillante o mate y que sean diseñados por profesionales en diseño.

Su Membrete

Esto es su papelería, sobres, tarjetas de presentación y notas de agradecimiento. Todo ello necesita coincidir, así que utilice los mismos colores, gráficos y el estilo que utilizó para su folleto y el sitio web. Entonces la gente lo identificara con su característico *look and feel*.

Además, tenga estos materiales impresos al mismo tiempo para que los colores coincidan perfectamente, ya que las imprentas mezclan colores y podría terminar con diferentes tonalidades del mismo color.

Paquete de Información del Paciente.

Su paquete de información debe ser de alta calidad, informativo y diferente de sus competidores. Asegúrese de que incluye su fotografía, filosofía, premios, las reimpresiones de relaciones públicas, políticas, boletines, invitaciones a próximos eventos, fotografías de antes / después, así como los folletos y descripciones de los procedimientos en los cuales el paciente prospecto se interese. Añadir una amistosa nota escrita a mano por su parte, o por su personal contratado para ayudar a los pacientes nuevos a vincularse con usted, y para que se presenten a su cita.

Fuente: www.esteticamarketing.com

IV
SU PERSONAL

El 79% de los entrevistados dijo que el personal fue muy importante en su decisión.

El 18% de los entrevistados dijo que el personal fue importante en su decisión.

El 3% de los entrevistados dijo que el personal fue un poco importante en su decisión.

Nadie dijo que el personal no era importante en su decisión.

IMAGEN DEL PERSONAL

Su personal es un reflejo de usted mismo. Su forma de hablar, vestir, actuar, mirar, olor (olor a humo, aroma del cuerpo) y si sonríen o no, todo esto es parte de su imagen.

Para asegurar que su personal esté a la altura, ponga en práctica un código de vestimenta. Tenga una lista de "hacer y no hacer" como no *piercings,* tatuajes visibles, ropa reveladora o joyas extravagantes. Hábleles acerca de los niveles aceptables a la hora de llevar el cabello y el maquillaje, ya sea demasiado o no insuficiente.

Incluso podría considerar usar batas de laboratorio o algún tipo de uniformes para su personal. Se vería más profesional y se así soluciona el reto de la ropa inadecuada. Además, deles gafetes y tarjetas de presentación para que se sientan parte del equipo. También puede mostrar sus fotos en su sitio web.

Todas estas herramientas simples, de bajo costo ayudan a su personal a experimentar un sentido de propiedad y de fomentar la lealtad a usted y a la clínica.

CARACTERISTICAS DEL BUEN PERSONAL

Asegúrese de tener al equipo adecuado en su lugar. Su personal puede elevar o destruir su clínica. Cuando los pacientes estéticos usan su propio dinero para los procedimientos electivos, su experiencia con usted tiene que ser buena en cada momento. Porque si no es así, van a ir a donde se les trate mejor, y se llevarán a sus amigos con ellos en el proceso.

El paciente pasará más tiempo con su personal que con usted. Es imprescindible que su personal esté tan comprometido con el éxito de su clínica como lo está usted. Todos necesitarán entender que sus habilidades a la hora de relacionarse con los pacientes son una parte importante e intrincada de su clínica.

El personal debe ser accesible, cuidadoso, amistoso y compasivo con cada paciente en todo momento, ya sea por teléfono, en persona, o en cualquier otro tipo de interacción con sus pacientes, esto es tan simple como importante.

Su personal debe entender que esto es una posición de ventas y de mercadotecnia más que otra cosa. Si se resisten o dicen que no son buenos en ventas escúchelos y déjelos seguir adelante, o al menos muévalos a una posición de contacto limitado con el paciente. Lo que usted quiere es personal que pueda aceptar el reto y utilizar sus habilidades con la gente para promover sus procedimientos y sus productos. Una vez más, mientras usted está practicando la medicina, en realidad, también está practicando las ventas y el comercio.

Cada segundo que pasa y cada dólar que invierte en la creación de un mercadeo relativo a la promoción de su clínica, depende del apoyo de su personal, de ellos depende su éxito. Los miembros del personal eficientes, entusiastas y bien entrenados son su más valiosa herramienta para la construcción de su clínica. Puesto que son la primera voz que sus pacientes escucharán. Ellos son la primera cara que ven. Sus habilidades de relación con el paciente son tan importantes como sus habilidades cuando se trata de hacer crecer su clínica estética.

Por favor, asegúrese de que tiene el personal correcto y de que éste les representa.

"Me gustó el personal tanto como el médico. Me hicieron sentir tan bienvenida y cómoda que hable maravillas de ellos a mis amigos".
— Cynthia, 43 años, Botox y Laser.

COMPRENDIENDO LAS NECESIDADES DEL PERSONAL

Después de hablar con muchos miembros del personal en los últimos años aquí está la lista de lo que ellos desean de la clínica estética para la que trabajan:

- Reconocimiento
- Apreciación
- Ambiente libre de estrés
- Oportunidad de ascenso
- Formación continua en nuevos temas
- Ambiente de trabajo organizado
- Un claro entendimiento de las expectativas
- Salarios competitivos
- Incentivos (financieros y de otros tipos)
- Diversión en el trabajo
- Atractivas condiciones de trabajo
- Titularidad en su trabajo
- Camaradería en su lugar de trabajo

RESPONSABILIDADES DEL TRABAJO

Las expectativas poco claras para el personal son una queja común. Dado que cada oficina funciona de manera diferente, asegúrese de que ha definido adecuadamente las responsabilidades individuales y descripciones de las funciones para cada miembro del personal. No de nada por sentado. Explíqueles cuáles son sus asignaciones de su puesto y cuando se les añada nuevas asignaciones, asegúrese de agregarlo a su lista de modo que este por escrito. A continuación, repase la lista en las revisiones de su desempeño para reiterar exactamente lo que sus responsabilidades incluyen.

Tómese el tiempo con los nuevos contratos para explicar y capacitar en detalle exactamente lo que se espera de ellos. Realice una lista de las funciones a desempeñar con todo detalle, por ejemplo:

- Cómo contestar el teléfono y tomar mensajes.
- Fraseología para preguntas generales.
- Fraseología sobre sus credenciales.
- Fraseología para convertir una llamada en una cita.
- Procedimientos de la oficina.
- Ayuda en hora punta.

- Cualquier otro tópico que Ud. Considere, a fin de no dejar nada al azar o cabos sueltos.

Asegúrese de que las obligaciones para cada puesto de trabajo estén escritas con claridad. Y de tener las descripciones en una carpeta para que nadie nunca pueda decir: "Ese no es mi trabajo" o "yo no sabía eso".

COORDINADOR PARA EL CUIDADO DEL PACIENTE ESTETICO

"Me encantó Denise, la coordinadora para el cuidado del paciente estético de mi médico. Era tan tranquila y paciente, que me condujo de principio a fin a través de un proceso muy atemorizante. No estoy segura de poder haber salido adelante con el proceso si no hubiera sido por ella".

— Helen, 59 años, Levantamiento de Rostro.

Un coordinador para el cuidado al paciente estético (CCP) es muy recomendable. Pueden ser una maravillosa amortiguación entre usted y sus pacientes, y le ahorrarán mucho tiempo. Trabajando juntos como un equipo también puede aumentar su tasa de cierre de forma espectacular.

El trabajo del CCP es ayudarle con los procedimientos estéticos de sus pacientes. Su trabajo es también reservar procedimientos y mantener el contacto, así como el seguimiento con los pacientes de manera continua. Esto anima a la transición del paciente después del periodo post-operatorio, y que por seguro que ayudará a que le recomienden a otros pacientes.

ESTABLECIMIENTO DE OBJETIVOS.

Comparta su visión con el personal. Necesita un compromiso por parte de ellos y su participación para tener éxito. Trabajando con su personal, trace un plan para alcanzar sus metas. Pida sugerencias para que se sientan involucrados a la hora de ayudarle a alcanzar el éxito. Establezca metas cuantificables en conjunto para su clínica diariamente, semanal, mensual o anualmente. Monitoree esos objetivos con regularidad para saber cómo les está yendo. Deben ser por escrito, medibles y alcanzables. Los procesos deben ser creados para ayudar a alcanzar sus metas. No deje nada al azar. Entregue una copia de los objetivos a cada miembro del personal. Estos objetivos también lo puede publicar en el comedor para que todos puedan monitorear su progreso. Algunos ejemplos de objetivos son:

- Aumentar los ingresos de la clínica estética en un 20% este año, unos 600.000 $
- Reservar 15 cirugías estéticas por mes
- Ver a 10 pacientes nuevos por semana
- Reservar un levantamiento de rostro adicional cada mes

También es útil y más convincente cuando se agrega un "por qué" a cada objetivo. De esta manera todo el mundo está en la misma dirección y entiende por qué esto es importante para usted y para ELLOS. Haga una lluvia de ideas con el personal.

Un ejemplo es:
- Objetivo:
- Hacer crecer a la clínica estética en un 20% este año, unos a 600.000 $.
- ¿Por qué este objetivo?:
  - o Es más divertido trabajar con pacientes sanos que con pacientes enfermos.
  - o Menos estrés cuando se trabaja con menor número de pacientes.
  - o Más ingresos significa una mayor estabilidad laboral.
  - o Más servicios estéticos significa menos papeleo de seguros.

¿Cómo lograr este objetivo?:
- Aumentar los precios en un 5%
- Enviar boletines trimestral de la clínica
- Coordinar reuniones "almorzar y aprender" bimestrales con los proveedores.

MOTIVANDO A SU PERSONAL

Mantener motivado a su personal para trabajar lo mejor posible cada día es un desafío permanente. Las reuniones periódicas con ellos, las comidas de cumpleaños y las fiestas son un buen comienzo, pero pueden no ser suficientes a largo plazo. He aquí algunas ideas adicionales para mantener a su personal trabajando con todo su potencial:

Comisiones.

En cierta forma, la mayoría de la gente se siente motivada en un aspecto financiero. La forma más sencilla de conseguir que su personal haga lo que usted quiere es compensándoles por un trabajo bien hecho, y de vez en cuando darles algún extra. Por lo general, algún tipo de programa de reparto de utilidades suele ayudar. Puede ser un plan simple para el que pague una bonificación un poco mayor a sus ingresos habituales. Divida la bonificación en partes iguales entre los miembros del personal. Esto no solo le dará a su personal un incentivo para ir más allá, sino que también les ayuda a ellos a estimular a los más ociosos, especialmente cuando usted se encuentre ausente. Recompénselos por ahorrar dinero y disminuir gastos. Ofrezca un bono especial para las grandes ideas que aporten, esto los mantendrá creativos y velando por su balance final.

Reconocimientos.

La motivación no es sólo cuestión de dinero. Una razón común por la que los empleados dejen sus puestos de trabajo es porque sienten que la gerencia no los aprecia ni los reconoce. El remedio es fácil. Asegúrese de felicitar a su personal cuando hacen algo bien. Decir "gracias" también marca la diferencia. El reconocimiento y el aprecio es una de las cosas que más se suelen desear, tanto como la compensación por hacer un buen trabajo Por favor, no de nada por seguro.

Servicios Gratuitos.

Dado que los miembros de su personal deben conocer el producto para poder promover una mejora estética, ofrézcales servicios gratuitos y productos con descuentos. Ofrézcales un trato preferencial en los procedimientos quirúrgicos incluyendo descuentos, cortesías o pago con financiamientos. Usted quiere que sean capaces de explicar de primera mano a sus pacientes sus propias experiencias y lo bien que se sienten acerca de su mejora. Cuando el personal se convierte en sus testimonios vivientes, sus ingresos podrían duplicarse o incluso triplicarse.

Formación continua.

Hay una victoria mutua para todos, y esta es la formación continua. Los cursos ayudan a su personal a comprender mejor al paciente estético, mejorar sus habilidades de ventas y convertirse en mejores empleados. O dicho de otro modo, la formación continua motiva a su personal, que apreciará el hecho de que usted los valore lo suficiente como para invertir en ellos. También regresarán de estos cursos con nuevas ideas y nuevas (o mejores) actitudes. Esto, a su vez, los convertirá en algo más y más valiosos para su clínica.

Por ejemplo, si su recepcionista muestra un gran interés en el cuidado de la piel y desea desempeñar un papel más importante en su clínica puede enviarla a la escuela de belleza para obtener su licencia de estilista. Ahora se convertirá en un generador de ingresos para usted y crecerá el negocio rápidamente, ya que ella ya conoce a sus pacientes. Y puede atraer a nuevos pacientes a su clínica con estos servicios adicionales para beneficio de todos.

Ascensos

Tenga en cuenta que los ascensos de los miembros resulta algo esencial para apreciar su verdadero valor y utilidad, y para evitar perder la propia unidad dentro de la clínica. Se sentirán mucho más responsables cuando tengan que rendir cuentas.

Por ejemplo, puede ascender a su enfermera de láser a Director de procedimientos mínimamente invasivos. Dele un porcentaje de las ventas. De este modo, ella se podría sentir reforzada y motivada para velar por el orden, el almacenamiento y las ventas, ya que habrá ganado su interés personal, gestionará al personal, su tiempo, y a los pacientes de manera más eficiente. Además se las ingeniará para vender más y a manejar al personal con mayor habilidad.

FORMANDO A SU PERSONAL

La formación es la parte más importante y la más ignorada de una clínica estética. A menudo se asume que los miembros del personal saben qué hacer, sobre todo si proceden de otras clínicas. Sin embargo, no tienen por qué estar capacitados en las particularidades de su clínica.

La formación exitosa del equipo asegura que cada miembro entienda cómo quiere usted que funcione la clínica. Su clínica es diferente de cualquier otra y es diferente porque tiene una personalidad única que usted marcó. Cada miembro del personal tiene que saber y recordar su imagen y sus preferencias.

Estas son algunas maneras sencillas para capacitar al personal:

- Realizar reuniones de personal de 30 minutos el mismo día y hora de la semana para que nadie pueda decir que no sabía nada de ellas.
- Tenga a mano un manual de capacitación y elija a un miembro del personal cada semana para revisar una sección o un proceso.
- Tenga una reunión semestral de un día completo de duración con el personal para determinar en qué situación se encuentra la clínica, dónde desea estar y qué hay que hacer para llegar allí.
- Realice programas "almuerzo y aprendizaje" con los prestadores de servicio para aprender acerca de cada producto y de los distintos procedimientos que usted ofrece. Es imperativo que cada miembro del personal responda a preguntas generales constantemente y con contundencia, ya que los pacientes a menudo les realizarán tanto a usted como a su personal las mismas preguntas.

FORMACIÓN INTERDISCIPLINARIA

Todo el personal nuevo debe comenzar en la recepción por una o dos semanas y contestar los teléfonos junto con la recepcionista. Esto les proporcionará un mayor entendimiento de sus pacientes, sus preguntas típicas, sus procesos, la forma de programar las citas, etc. Es importante que tenga una libreta al lado de cada teléfono para los empleados, que incluya toda la información necesaria. Las llamadas telefónicas así como las posibles credenciales y preguntas frecuentes (del inglés, *FAQs*) de cada procedimiento, que de seguro serán comunes en casi su totalidad, de modo que las respuestas deben estar fácilmente disponibles.

Deberá prestar una atención especial los teléfonos, ya que resultan uno de los aspectos más importantes de su clínica. El personal debe entender lo importante que es cada llamada, ya que ellos pueden marcar la diferencia, y tener un impacto en esa llamada (ya sea bueno o malo). Cada miembro del personal debe ser capaz de contestar el teléfono, responder preguntas y conseguir que la persona que llama se desplace para concertar una cita. Un teléfono que suena se debe responder siempre (no importa de quién sea dicha llamada ni a quién le corresponda hacerlo).

Asegúrese de tener un plan en marcha para hacer frente a las horas laborales más activas. Tenga al personal de servicio interno preparado y capacitado sobre la forma de responder y despachar a los pacientes, programar citas, procesar pagos y así sucesivamente.

GESTIONANDO AL PERSONAL

Realmente no desea gestionar a su personal, ya que esto sería un desperdicio de tiempo y de esfuerzo. En su lugar, es el propio personal el que debe preocuparse por su clínica.

Determine metas alcanzables. Anímelos a que se las arreglen para alcanzar esas metas. Planifique los procesos para que todos en su equipo sepan qué hacer y cuándo.

Francamente, la mayoría de los médicos no tienen el interés, las habilidades o el tiempo para gestionar adecuadamente. Es por eso que recomiendo la contratación de un gerente de oficina con experiencia cara al público y con excelentes habilidades gerenciales. El gerente puede monitorear la productividad de todos junto con su formación. De esa forma podrá, entonces, concentrarse en lo que mejor sabe hacer. Además, seamos sinceros, le conviene también el rol de "persona malvada" recaiga sobre el gerente y no en usted, sobre todo a la hora de reprender y criticar el trabajo de un miembro del equipo. Su personal tiene que "venderle" a los pacientes como un doctor afectuoso y amable. Si los ha regañado por alguna razón, no serán tan propensos a narrar con entusiasmo sus alabanzas. Deje a su gerente de oficina manejar los desafíos de la gestión de su clínica. Y asegúrese de darle al gerente de oficina la autoridad ejecutiva para reprender e incluso despedir a los empleados para que el personal lo tome en serio.

Por cierto, el gerente de oficina debe ser capaz de gestionarle a usted también, eso sí, con cuidado, pero sin temor a represalias. Cuando el gerente vea algo que usted pudiera mejorar, es decir, hacer que los pacientes esperen o decir algo inapropiado en frente de un paciente, deberían ser capaces de expresarlo con normalidad con usted.

DONDE ENCONTRAR A UN BUEN PERSONAL

Contrate personas con personalidad y con actitud ganadora, y después fórmelos para ganar a la competencia. Es mucho más fácil formar a alguien para hacer el trabajo. Es mucho más difícil (imposible) cambiar su personalidad. Vaya a por el empleado/a que, de manera natural, sea amable, agradable, amigable, tolerante, ansioso por aprender y estimado por los otros miembros del personal. La experiencia puede ser buena en general, pero a veces puede ser un obstáculo tener que capacitar a los empleados para sus preferencias particulares. Manténgase siempre atento a los nuevos empleados, aquí un ejemplo:

- Los pacientes o sus familiares y amigos
- Personal hospitalario en busca de un cambio
- Esteticistas en su comunidad
- Vendedores de mostradores de maquillaje en los grandes almacenes
- Otros consultorios médicos
- Proveedores o sus familiares y amigos
- Cualquier persona de negocios orientada a servicios tales como *Nordstrom* o en hoteles de lujo
- Agencias de colocación
- Sitios web como www.Craigslist.org o www.Monster.com

Recursos Humanos es el aspecto más difícil e importante de su clínica. Tomará tiempo y un esfuerzo continuo para encontrar y mantener a los mejores empleados.

VENTAS ESTETICAS: 101 HABILIDADES PARA EL PERSONAL

Si le gusta su personal, pero sabe que son reacios a "vender" deles la oportunidad de cambiar sus percepciones. Que sea sencillo. En lugar de utilizar el término "vender", que automáticamente repele a algunos, trate de usar la palabra "promover". Ofrézcales algún tipo de incentivo (monetario o de otro tipo) para ayudarles a superar esa deficiencia y mejorar así su actitud acerca de hacerse cada vez más asertivo. Y facilíteles también la formación necesaria junto con las herramientas que necesiten para que le ayuden a promocionar sus servicios:

Habilidades de Construcción de Conformidad

Su equipo deberá tratar con cada paciente, en todo momento, al igual que lo harían con un buen amigo cuando les visitan. Cuando un paciente por primera vez abra la puerta de su clínica, su personal contratado deberá estar ahí para, saludar, sonreír, y llamar al paciente por su primer nombre a fin de que se sientan bienvenidos y especiales.

Animación Verbal.

Unas palabras de aliento pueden ayudar al paciente a tomar una decisión y también a sentirse bien con su compra. Haga a su personal decir lo siguiente cuando sea apropiado y pídales que sugieran más frases claves como:
- "Sara, le va a encantar el Botox. Todos lo hemos usado y no podemos vivir sin él".
- "Heather, puede que esté inflamada ahora, pero se verá fantástica en muy poco tiempo".
- "Cynthia, esta línea de cuidado para la piel hará que su piel esté resplandeciente en menos de un mes".

Vendiendo al Médico.

La función principal de su personal es promover, ya sean sus credenciales y/o sus servicios a sus pacientes. Asegúrese de que sepan lo maravilloso que es usted y todo lo referente a usted y sus logros para que puedan transmitir eso a sus pacientes, tanto a los casuales como a los que hayan sido recomendados. Una vez más, sería especialmente útil si usted le ha realizado algún procedimiento o tratamientos a su personal para que puedan transmitir sus experiencias de primera mano a sus pacientes.

Cerrando Citas.

El personal siempre debe tratar de reservar la siguiente cita mientras el paciente todavía se encuentre en la oficina, un ejemplo a decir sería:
"Sara, vamos a reservarle enseguida su próxima cita para que pueda obtener el día y la hora que desea. Me aseguraré de llamarle para recordárselo, no se preocupe".

"Complemento" en la Caja

El personal puede aumentar fácilmente el tamaño del pedido si simplemente mencionan las promociones especiales del momento o los nuevos procedimientos que usted haya preparado en su clínica. Otro ejemplo útil sería:

"Sara, solo para que sepa, tenemos una oferta especial en Internet este mes que le ofrece un tratamiento de IPL gratuito con la compra de Botox y relleno. Si está interesada, se podría ahorrar hasta 500 $".

Fuente:

Estos módulos de aprendizaje en línea han sido desarrollados para que su personal adquiriera habilidades adicionales de venta en www. esteticamarketing.com

V

SU IMAGEN EXTERNA

Ella será las herramientas que usted presente a gran escala para que todos las vean. Su imagen externa es muy importante a la hora de atraer a los pacientes, para que le recomienden, pero también para espantarlos, tenga cuidado. Asegúrese de incluir los mensajes correctos y el *"look and feel"* del que le hablado en estas herramientas de creación de imagen. Los pacientes sin recomendación no lo conocen. Por eso estarán buscando pistas sobre quién es usted y lo que usted valora. Ojo con esto.

Su Sitio Web

> "Su página web estaba increíble. Muy elegante y tenía un montón de información en ella con imágenes. También había un video de ella, de su personal y de su oficina, así que me sentí cómoda al visitar a la doctora. Me respondió también a un correo electrónico que le envié y eso estuvo genial".
>
> — Adriana, 25 años – Cirugía de senos.

Es obligatorio que usted tenga un sitio web. Su sitio web es su tarjeta de presentación de hoy en día, y debe ser informativa, interesante, rápido y fácil de navegar. Es su herramienta de relaciones públicas y le definirá como una clínica plausible, realmente se trata de un recurso valioso. Además, le dará credibilidad y ayuda al paciente para que lo conozca antes de reunirse con usted y su personal. También puede ayudarle a mantener relaciones con sus pacientes actuales a y hacer crecer su clínica mediante la adición de personas recomendadas.

- Su sitio web debe incluir:
- Página de inicio estéticamente agradable sin utilizar demasiado el programa Flash, de modo que les resulte fácil de descargar.
- Barra de navegación sencilla para que los pacientes puedan ir directamente a sus intereses.
- Gráficos de calidad ofreciendo un estilo atractivo a través de la página web.

- Invitación a introducir la dirección de correo electrónico para boletines de noticias u ofertas exclusivas de Internet.
- "Enviar esto a un amigo". Compartir en FB Twitter entre otras redes sociales.
- Una introducción sobre usted, su filosofía y sus valores.
- Fotografías tuyas, de su personal, su área de recepción, salas de examen, y por supuesto, una selección de fotos de buen gusto de su sala de operaciones (nada demasiado explícito, para no asustarlos).
- Muchas fotografías "antes / después", ya que los pacientes novedizos querrán ver su trabajo.
- Descripción de cada procedimiento y tratamiento.
- Videos testimoniales, entrevistas, etc.
- Blog Post, últimas Noticias, etc.

Su sitio web debe ser único, funcional y de calidad. Debe decidir si su sitio web es un folleto informativo para que sus pacientes actuales y potenciales puedan utilizarlo para aprender más sobre usted y su clínica, o si se trata de una mera herramienta interactiva de venta para atraer a nuevos pacientes. Los costos varían considerablemente en función de su intención, el grado de detalle que desea que tenga y quién lo diseña. Puede conocer a un diseñador de sitios web que entienda de tecnología, pero no de mercado de cirugía estética. O usted puede conocer a alguien que entienda de mercado den el mundo de la estética, pero no de tecnología. Le conviene tener una mezcla de ambos para hacer el mejor uso de su sitio web. No escatime en este campo mediante el uso de su sobrino adolescente que está realizando un curso de informática en la escuela. Todavía no tiene la experiencia o el conocimiento de la industria para entender el objetivo de su mercado en concreto, o para conseguir atraer a clientes a su clínica. Recurra a profesionales capaces de diseñar el aspecto y la sensación correcta para usted.

La Información En Línea Para el Paciente

Los pacientes están buscando información sobre procedimientos. Agregue información detallada sobre esos procedimientos, los resultados esperados, los riesgos, etc. A su sitio web le ayudaría atraer y mantener a los pacientes en su sitio web el mayor tiempo posible. Esto también aumentaría la tasa de conversión de una cita y le ahorraría tiempo durante la consulta.
Fuente: www.Info-Surge.com
www.Understand.com

Optimización Para Buscadores Web (SEO)

Con el crecimiento explosivo de Internet, es cada vez más difícil ser encontrado en Internet por casualidad. Sus pacientes recurren diariamente a los motores de búsqueda como *Yahoo!* o *Google* escribiendo las palabras clave de interés. Miles de resultados web les aparecen al instante y eso hace que sea extremadamente difícil captar su atención específica, porque habrá un gran índice de competencia.

SEO selecciona y supervisa las palabras y frases clave para ayudarle a conseguir el mejor y el más alto posicionamiento de datos en Internet. Sin embargo, esto no es algo que los aficionados puedan conseguir así sin más. Esto le puede costar miles de dólares contratar a profesionales para manejar y controlar esto para usted, pero créame cuando le digo que puede ser un dinero bien gastado, siempre y cuando, claro está, si su objetivo es atraer a nuevos pacientes a través de Internet.

Conseguir una mayor exposición en Internet requiere de una información detallada y completa en su página Web y esto puede resultar complejo. Si está tratando de atraer a los pacientes a través de Internet, pague para que los profesionales lo hagan por usted.

De lo contrario, asegúrese de darle su dirección web (URL) a cada persona que salga de su oficina. De esta forma, sus pacientes podrán recomendarles a sus amigos, familiares y colegas su sitio web, serán ellos mismos quienes acaben visitándola de vez en cuando para ver las novedades.

Asegúrese de que su dirección Web aparece en:
- Folleto de la clínica
- Papel con membrete y tarjetas de presentación
- Sobres y etiquetas de envío
- Mensajes de espera
- Correo directo
- Diapositivas PowerPoint
- Anuncios
- Etiquetas de los productos

Portales Médicos

Otra forma de ser encontrados en Internet es a través de otro sitio web. En lugar de gastar su propio tiempo, dinero y recursos en la optimización para motores de búsqueda, solo tendría que pagar una cuota menor a un proveedor que ya tenga tráfico de visitas en su página y un buen posicionamiento en los buscadores.

Su Publicidad Externa.

Si usted promociona sus servicios a través de publicidad en los medios masivos de comunicación, como pudiera ser en los periódicos, en la radio local / TV y TV por cable, asegúrese de que el mensaje y la imagen lo representen con precisión. Utilice profesionales para asegurar que la comunicación está llegando y conectándose con su paciente preferido. Evalúe los resultados, para determinar si está recibiendo lo que ha invertido adecuadamente.

VI

PROCEDIMIENTOS DE OFICINA Y LA RELACION CON EL PACIENTE

Cada encuentro con el paciente es importante. Eso significa que es importante que cada paciente tenga una gran experiencia con usted en cada momento, ya sea por teléfono o en persona.

PORQUE LOS PACIENTES ESTETICOS DEJAN LA CLINICA

La encuesta indicó que los pacientes abandonan la clínica por las siguientes razones:
- Servicio impersonal
- Personal grosero y despectivo
- Personal mal formado
- Imagen poco profesional
- Médico condescendiente
- Se sintieron sobrevendidos
- Sintieron que recibieron menos de lo prometido
- Sintieron falta de respeto
- Largos periodos espera
- Malos entendidos en cuanto al pago
- Demasiado caro
- No recibieron respuesta de llamada lo suficientemente rápido
- El personal estaba muy ocupado
- Demasiadas opciones confusas por teléfono
- El teléfono no fue atendido en el momento oportuno

LA IMPORTANCIA DE LOS TELEFONOS

"Llamé a un par de oficinas y me sorprendió lo inútil que resultó una, y lo grosero que fue la otra cuando me puso bruscamente en espera. La tercera oficina que llamé fue amable y contestó a todas mis preguntas, así que hice mi reserva con ellos".

— Kelly, 28 años – Depilación del vello con Láser.

La clínica estética promedio pierde más de 100 consultas telefónicas cada año porque, o bien porque no contestan el teléfono rápidamente, o en absoluto, o alguien contesta groseramente y con desinterés.

Un teléfono que suena es una oportunidad. El teléfono es una poderosa herramienta de marketing en cualquier clínica. Si la llamada se maneja correctamente, será la primera de muchas llamadas a su clínica. Si no se maneja correctamente, será la primera y la última. Y se perderá no sólo a la persona que llama, sino también sus referencias a sus amigos, familiares y colegas.

Usar correctamente el teléfono y al/la recepcionista resulta algo vital para sus esfuerzos de marketing, y por lo tanto en la prospección, la reactivación y el manejo de los procesos cotidianos para las comunicaciones con el paciente sobre servicios. ¡Por favor, conteste el teléfono de inmediato, con educación y conocimiento de causa!

LA IMPORTANCIA DEL ROL DEL RECEPCIONISTA

- El/la recepcionista es la persona más crucial en su clínica. La persona que contesta el teléfono es la "voz" de su clínica y tiene el poder para empezar o terminar una relación con un paciente. Tenga en cuenta que sus habilidades serán secundarias si el recepcionista no tiene las habilidades de comunicación adecuadas para conseguir que el posible paciente entre a conocerlo.
- Cada vez que suena el teléfono, esa llamada no sólo representa una venta inicial de su objetivo promedio, sino también las posibles ventas que ese mismo paciente pueda otorgarle una vez que regrese con sus familiares, amigos y colegas.
- La relación con el paciente comienza incluso antes de que esa persona se convierta en un paciente. Si alguien llama y se identifica con su recepcionista, entonces usted tendrá menos pacientes ausentes, un

mayor número de conversiones de llamadas a citas y un paciente más receptivo durante la consulta. Es fundamental para su éxito que tenga a la persona adecuada para contestar el teléfono. Deberá poseer lo siguiente:

Su recepcionista deberá estar programada /o para cerrar una cita. Asegúrese de que la recepcionista tenga el tiempo suficiente para pasar en el teléfono y que esto no sea solo uno de sus muchos deberes. Dicho empleado/a no debe ver el teléfono como una molestia, sino más bien como una oportunidad. Todo el mundo en la oficina debe entender la importancia de esta posición y apoyar al/la recepcionista.

* Nota: se sugiere emplear una recepcionista mujer si usted está tratando de atraer a pacientes del sexo femenino a su clínica estética. Mi investigación ha demostrado que una mujer se identificara más fácilmente con otra mujer contestando el teléfono.

PROGRAMACION

La mitad de la batalla está en contestar rápidamente el teléfono y la otra mitad está en ser de ayuda para la persona que llama. La recepcionista debe estar equipada con la información necesaria para mantener la conversación activa y pasar a la etapa siguiente. Un guion de telemarketing es una herramienta de apoyo para controlar y direccionar cada conversación hacia un objetivo para establecer una cita, responder preguntas, etc. Un guion, también debería anticipar las objeciones y proporcionar respuestas específicas.

Prepare guiones con las preguntas más frecuentes (FAQ) y póngalos en una carpeta que esté al lado de los teléfonos.

VENTAS ESTETICAS: 101 HABILIDADES PARA EL RECEPCIONISTA

Los siguientes pasos incluyen consejos para ayudar a su recepcionista a atraer al máximo de personas que llamen para poder así concertar el mayor número de citas posibles.

La Apertura: Consulta Telefónica Inicial

Al contestar el teléfono, su único objetivo es convertir esta llamada en una cita. Lo único que se debe hacer es convencer al interlocutor de que conozca al médico. Tendrá 20 segundos para conseguir el máximo interés de la persona que llama. Use una voz optimista, cordial y con inflexión para comenzar el juego. La mejor forma de vincularse con la persona que llama es compartir información. Inicie ofreciendo su nombre para luego obtener su nombre:

Recepcionista: "Buenas tardes, oficina del Dr. Jones, le atiende Catherine ¿En qué puedo ayudarle?"

Llamante: "Hola Catherine, habla Sally y estoy interesada en saber más sobre el Botox".

Recepcionista: "Hola, Sally. Yo le puedo ayudar con eso".

Es entonces crucial que usted ahora averigüe cómo se enteraron de la clínica. Por lo tanto, simplemente pregunte en un tono de conversacional:

Recepcionista: "A propósito Sally, ¿cómo conoció del doctor Jones?"

Registre esta información en un formulario de seguimiento telefónico a su lado o en el ordenador. Le ayudará a entender cómo los pacientes prospecto se están enterando de la clínica.

Descargue gratuitamente un formulario de seguimiento telefónico en: www.esteticamarketing.com

Calificando al Interlocutor

Se trata de un arma de doble filo. Usted desea cerrar todas las llamadas convirtiéndolas en una cita, pero tal vez se esté encontrando con que hay demasiados "clientes" obstruyendo su clínica. Ellos se encuentran, casualmente, visitando varias oficinas y aún no están seguros cuándo o si van a reservar. Para reducir el número de "mirones curiosos" en la clínica, es útil hacer preguntas, tales como:

- ¿Cuál es la principal preocupación la persona que llama?
- ¿Cuándo desean hacer algo al respecto?
- ¿Cómo supieron acerca de usted? Si le dice que le conoció por la recomendación de un amigo, ¡concerte una cita! Si fue por el periódico o por Internet averigüe si solo están chequeando y cuáles son sus criterios para elegir al médico (precio, ubicación, etc.).

Sin embargo, no debe calificar demasiado y perder a ese paciente que llama debido al uso de técnicas de venta agresivas. Desarrolle una relación a través del teléfono y ellos se lo dirán todo, estarán ansiosos de conocerlo en persona. También, evite la realización de una consulta telefónica. Mientras más información se le proporcione al cliente a través del teléfono, menos probable será que éste vaya a su oficina. Es necesario encontrar un equilibrio entre dar una respuesta concisa, positiva que indique su conocimiento y su confianza sin proporcionar demasiada información. Sin embargo, las personas quieren respuestas a sus preguntas con rapidez. Responda ahora, pero si no puede, prometa volver a llamar dentro de un día y luego llámelos en una hora. Es siempre mejor prometer y luego dar más de lo prometido.

Convirtiendo al paciente que llama en una cita

Pida la cita y luego prométales que va a llamar para recordarles acerca de la misma.

Proporciónele alternativas a ese cliente que llama para que decida sobre una opción, en lugar de tener que dar un sí o un no rotundo:

"Todas estas son muy buenas preguntas Sally y yo sé que al Dr. Smith le gustaría contestarlas personalmente. Estará encantado de recibirla, comprobar su tipo de piel, el tono y el estado. Vamos a hacer una cita para que pueda hablar con él en persona. De hecho, justamente tiene un hueco para este viernes a las 13:00, ¿o prefiere el próximo martes por la mañana a las 10?"

Si no puede concertar esa cita, la siguiente oportunidad será una buena manera de obtener información de contacto del paciente para poder realizar un seguimiento:

"Bueno, Sally, al parecer usted no está lista para reservar una consulta por el momento así que voy a enviarle información sobre el Dr. Smith y este procedimiento para que la tenga a la mano cuando esté lista ¿Puedo pedirle su dirección de correo, por favor?"

Entonces, envíeles una carta de "gracias por llamar" escrita en papel membretado con el logotipo de la clínica. Agregue un comentario escrito a mano para personalizarla. Adjunte un folleto de la clínica, así como información acerca del procedimiento por el cual están interesados. Haga un seguimiento con una llamada telefónica, varios días después. Después de hablar con usted y de realizar una lectura más detenida de su material, puede que se sientan más cómodos para reservar una cita.

Capture, además, la dirección email e ingrésela a su base de datos. Use sistemas automatizados de "Registro" por correo electrónico. Las mismas constituyen una herramienta económica y efectiva para aumentar la tasa de captación de futuros de pacientes.

Fuentes: www.constantcontact.com
         www.infusionsoft.com
         www.mailchimp.com

Vendiendo al Médico

Esté bien informado acerca de las credenciales de su médico y lo que lo diferencia a él / ella, de sus competidores. Es importante señalar las certificaciones, la formación especial, sus reconocimientos y experiencia en el procedimiento en el cual el llamante se encuentra interesado. Enliste todo lo anterior en un documento y téngalo disponible cerca de cada teléfono para un fácil acceso.

Manejo de Objeciones

Si el paciente no está dispuesto a establecer una cita pese a su insistencia, eso significa que todavía no ven el valor de la consulta. Aunque no siempre se conseguirá una cita en la primera llamada, su guion debería ayudar a aumentar las tasas de cierre. Si le dan objeciones, siga estas pautas:
1) Escúchelos para conocer su preocupación.
2) Dígales que les entiende.
3) Responda a sus inquietudes con las respuestas del guion e incluya información anecdótica acerca de las experiencias de otros pacientes que se sentían de la misma manera. Pida de nuevo la consulta.

Si aún no están seguros, ofrézcales algo (una invitación a su próximo seminario, su boletín trimestral o la oferta de este mes mediante correo electrónico, exclusivo solo para pacientes VIP, pero después de esto debería dejar de insistir).

Consultas de Precios

Si fuera posible, debería evitar proporcionar precios por teléfono. Sin embargo, en la realidad actual, los pacientes son exigentes y lo querrán saber.

Lo cierto es que si no le proporciona estos datos, podrían simplemente pasar a la siguiente clínica, especialmente si sintieses que están teniendo dificultades para obtener información acerca de usted.

Antes de citar los tipos de precios, asegúrese de reiterar las credenciales de su médico para ayudar a explicar por qué él / ella puede ser más caro que sus competidores. Coméntele a quienes llaman sobre los beneficios del valor agregado que la clínica les ofrece, tales como el hecho de tener una nueva suite quirúrgica que ofrece privacidad y comodidad, que su personal de enfermería especial está disponible para llevarlos a casa, o que usted ofrece un bloque para inyectables sin dolor y bolsas de hielo para que los clientes se los lleven a casa, etc.

También deberá establecer grandes rangos de precio ya que es imposible hacer un presupuesto exacto sin examinar al paciente. Desglose los precios hasta el mínimo y sepárelos si son quirúrgicos, uno para el médico, uno para la anestesia y otro para el tiempo de quirófano. Una vez más, recuérdeles las credenciales del médico y otros puntos finos que lo diferencian de la competencia. Asegúrese de mencionar que ofrecen opciones de financiamiento también. Algunos ejemplos:

- "Somos competitivos en comparación con los otros médicos líderes del sector de la zona".
- "Va a costar entre 3.000 $ y 5.000 $ y le ofrecemos simples pagos mensuales a partir de 50 $ al mes".
- "Nosotros siempre intentamos mantener nuestros precios económicos para todo el mundo, ofreciendo planes de pagos mensuales. Por lo tanto, a partir de 50 $ mensuales, usted puede tener lo que quiere ahora en lugar de esperar por más tiempo".
- "No somos los más baratos ni los más caros, pero estoy seguro de que le daremos un gran resultado".

Concertando una Cita

Aquí están algunas afirmaciones de cierre para convertir a la persona que llama en una cita segura:
- "Entonces, Sally, ¿tenía usted un día en particular en mente para concertar una visita?"
- "Gracias por llamar "..." bien, el médico se encuentra disponible en (dos fechas y horas) ¿Alguna de estas citas le vendrían bien?"
- "Su propia evaluación personal es la mejor forma para empezar. De esta manera, el doctor/a podrá contestar a todas sus preguntas

individualmente. Además de que podrá ver nuestras instalaciones, conocer al Dr. Smith y a nuestro personal, además de hablar con otros pacientes. Vamos a proseguir con la cita y a programar una fecha y hora para que usted venga a vernos. ¿Prefiere por la mañana o por la tarde?"

- Venda escasez. De la impresión a la persona que llama de que su médico está muy ocupado:
- "Dr. Smith está sobre abordado este mes, pero vamos a ver cómo podemos hacer para encontrar un hueco para usted"

MENSAJE DE ESPERA

Colocar una llamada en espera es inevitable así que hágalo lo más agradable posible. Asegúrese de tener un mensaje informativo que describa sus servicios, que informe a los llamantes de los nuevos procedimientos, invite a quienes llamen por algún evento determinado y comuníqueles sus credenciales. Esto no sólo los distraerá cuando estén en espera, sino que puede que escuchen hablar de algo de lo cual desean aprender más y puede ayudar a programar una consulta con facilidad.

Fuente: www.CommercialsOnHold.com

SERVICIO DE CONTESTADOR/CARACTERISTICAS DEL TELEFONO

Los teléfonos deben ser contestados por una voz humana durante horas hábiles, incluso durante la hora del almuerzo. De nuevo, los pacientes estéticos son más exigentes y puede que muchos sólo tengan tiempo para llamar a la hora del almuerzo. Ellos también necesitarán ser bien acogidos o acabará perdiéndolos.

Si usted no puede contestar el teléfono al tercer tono, tenga un contestador automático preparado para que conteste las llamadas con una voz amable, la de su recepcionista, por ejemplo. Las personas que llamen seguramente van a apreciar un mensaje como este:

"Hola. Mi nombre es Susan, de la oficina del Dr. Smith. Lo siento, no estoy disponible en estos momentos, pero su llamada es muy importante para mí así que por favor espere o deje un mensaje con su nombre y número de teléfono. Le devolveré la llamada en un instante, personalmente. Gracias por llamar y espere nuestra respuesta".

Invierta en un buen sistema telefónico y coloque teléfonos en toda su oficina para que puedan ser contestados de inmediato por cualquier persona. Asegúrese de que incluye la característica de emitir un pitido cada 20 segundos para recordarle que hay alguien en espera.

Otra característica telefónica agradable sería incluir un sistema con otros sonidos diferentes al timbre normal ya que este puede ser estresante para a todos. Unos buenos auriculares inalámbricos también son útiles para realizar múltiples tareas simultáneamente, así como teléfonos largos, retráctiles o inalámbricos, todo sea por la eficiencia y la facilidad.

INTERCAMBIOS DE RESPUESTA

Existen servicios que están disponibles para contestar el teléfono cuando usted no esté disponible, pero elija sabiamente. Investigue varios productos para determinar la calidad y el servicio de cada uno. Debe asegurarse de que contesten el teléfono al tercer tono, y que además lo hagan con entusiasmo e interés, como su propia recepcionista lo haría. Este servicio de contestador es parte de su imagen. Deberá reflejarlo tanto a usted como a sus valores. Asegúrese de que lo estén representando de manera positiva.

ANALIZANDO LAS LLAMADAS TELEFONICAS

Es imperativo rastrear las llamadas telefónicas entrantes. Esta información cuantificable le dirá mucho. Esto le ayudará a determinar qué actividades o qué promociones están funcionando, lo que sus pacientes están más interesados en saber y cuáles son sus tasas de éxito. Debería ser capaz de monitorear lo siguiente:

- Cuántas llamadas recibe.
- De esas llamadas, ¿cuántos son los pacientes actuales o pacientes recomendados?
- Si se trata de un paciente recomendado ¿cómo se enteraron de usted?
- Si se trata de un paciente actual ¿qué les impulsó volver a llamar?
- ¿Quiénes y cuántos están llamando a causa de una promoción especial, como su boletín de noticias, publicidad, etc.?

- De los llamantes, ¿cuántos reservaron una consulta?
- De las consultas reservadas, ¿cuántos reservaron un tratamiento y / o compraron productos?
- De las personas que reservaron algún procedimiento, ¿cuáles fueron los ingresos generados?

Descargue un formulario de seguimiento telefónico gratuito: www.esteticamarketing.com

CLIENTE FANTASMA

Si usted llamara a su propia clínica hoy ¿programaría una cita con ustedes mismos? ¿Sería usted bien tratado en el teléfono y desearía reservar una consulta para obtener más información acerca de usted y de su práctica?

Para averiguarlo, búsquese un perfil a modo de "cliente misterioso" en su oficina con sus vecinos y amigos para asegurarse de que su teléfono se está contestando adecuadamente y de que las preguntas están siendo manejadas adecuadamente. Puede gastar miles de dólares en marketing y publicidad, pero si su personal no puede convertir las llamadas telefónicas en consultas, entonces su dinero se está desperdiciando.

PROGRAMA COMPUTACIONAL DE RELACION CON LOS CLIENTES

Un buen programa de relaciones con el paciente es imperativo. Le conviene ser capaz de crear un historial completo para cada paciente. Es vital saber:

- Los hábitos de compra de sus pacientes
- Si asisten a sus eventos
- Si respondieron a sus correos
- Si le recomendó a amigos, familiares y colegas
- Los nombres de sus hijos

Piense que está construyendo una relación con dicho paciente y el conocimiento es poder. Los pacientes siempre se impresionan cuando usted recuerda su cumpleaños o algo sobre su familia. Realmente no tiene que recordar si usted ingresa esta información en algún programa de software y lo actualiza periódicamente. Cuando se automatiza todo el proceso, se convierte en algo pre-programado, de tal manera que es menos probable perder a ese paciente debido a la falta de relación con el mismo.

La función de informes de su programa de software es vital y debe ser capaz de dar informes muy detallados sobre cada aspecto de su clínica, tales como:

- Informes de recomendaciones en detalle.
- Listas de pacientes segmentados por edad, geografía, fecha de cumpleaños y otros datos demográficos.
- Listas de pacientes segmentados por las compras, es decir, los pacientes de Botox, los pacientes de relleno de arrugas, etc.
- Ingresos por productos, procedimientos y tratamientos.
- Los ingresos comparables con los mismos periodos en años diferentes.
- Los resultados de rendimiento de la inversión específica para la comercialización o campañas de publicidad.
- El programa de software es el "núcleo" de su práctica. Asegúrese de tener el correcto siempre en marcha para ayudarle a monitorear, mantener y hacer crecer su clínica estética.

Fuente: www.patientnow.com

TARIFAS DE CONSULTA

La vieja pregunta es si se debe cobrar por una consulta o no.

Esa es una buena pregunta y la respuesta es sí y no.

Su tiempo es valioso y debe ser compensado. Usted no está en el negocio de sólo conocer gente. Usted está en el negocio de tratamiento de los pacientes. Sin embargo, con la competencia poniéndose cada vez más agresiva y ofreciendo más publicidad o consultas gratuitas, a muchos pacientes estéticos de hoy en día ni se les pasaría por la cabeza tener que pagar por una consulta, sobre todo si solamente están chequeando el mercado y se enteraron de usted que a través de las campañas de marketing masivos, tales como Internet o el periódico.

También depende de su mercado objetivo preferido. Si desea atacar la clientela de alto nivel adquisitivo, entonces cobre un honorario de consulta alto. Esto lo distinguirá como un verdadero profesional. Si usted va tras el mercado de masas y artículos de precio más bajo, entonces es probable que lo mejor sea ofrecer una consulta gratuita, sin embargo, deberá cerrar las ventas previstas cuando los clientes estén en la puerta.

Para todos los demás, le recomendaría que cobrara una tarifa de consulta pero úselo como una oferta especial si asisten a sus seminarios o jornadas de puertas abiertas. De esta manera, así considerarán que hicieron algo para merecer recibir algo gratis. Esto tiene un valor percibido.

PACIENTES AUSENTES

El que los pacientes a veces no se presenten a las citas programadas es una realidad dentro de la vida del mundo estético. Debido a que estos pacientes no están enfermos, existen más probabilidades de que cambien de opinión y de que no acudan a la cita.

Para mantener estas ausencias fortuitas bajo un mínimo, es importante construir esa relación con el paciente desde el principio. Cuando llamen, haga que su recepcionista utilice su nombre y recopile tanta información personal como le sea posible. Haga que su personal envíe un paquete de información para pacientes con una carta de "Bienvenido a Nuestra Clínica". Anote una nota personal escrita a mano diciendo que espera conocer a dicho paciente. Asegúrese de llamar al paciente con 48 horas de anticipación a fin de recordarles su cita.

Si no se presentan a su cita, espere 20 minutos y que su personal les llame. Existe la posibilidad de que simplemente se les haya olvidado, están perdidos, van con retraso o que hayan tenido una emergencia. Esta preocupación de su parte mantendrá la relación en marcha y su personal siempre podrá reprogramar la cita. Mantenga un tono cordial y conversacional para que no se avergüencen de reprogramar. Es posible que les agradezcan su comprensión.

Si su personal no puede reprogramar la cita, ofrézcales enviarles su boletín trimestral, la notificación de ofertas periódicas y de los próximos eventos. Tal vez no es aún el momento correcto para ellos, así que técnicamente, no están diciendo que no, simplemente están diciendo que no en ese momento. Cuando estén listos para revisar sus preocupaciones estéticas, su nombre deberá venirle a la memoria, ya que se ha estado comunicándose con ellos de manera consistente y amigable.

POLITICAS PARA LOS PACIENTES AUSENTES

Le sugiero la aplicación de una política para los casos de pacientes ausentes con el fin de reducir la pérdida de su tiempo y los costes de oportunidad que ello implica. Establezca su política a la primera llamada telefónica con el paciente para que entiendan que se les cobrará si no cancelan la cita dentro de 24 horas. Usted podría incluso obtener un número de tarjeta de crédito por adelantado para que el paciente estético entienda que usted toma esto muy seriamente.

Incluso aunque nunca lo ponga en práctica, solo informe a sus pacientes de dicha política.

LA EXPERIENCIA DEL PACIENTE

Una oficina podrá considerarse profesional cuando la experiencia del paciente sea tan suave que el paciente disfrute visitándola sin esfuerzo. Cuando se van felices y satisfechos. El paciente tiene que sentir que la clínica es un remanso de serenidad, es eficiente y está perfectamente organizada, ni que decir que deben comprobar que el personal sabe lo que está haciendo. Esto les ayudará a decidir de manera positiva sobre los procedimientos y la cirugía, y se quedarán con usted durante los próximos años. Si su clínica está siempre ajetreada, saturada y dispersa, sus pacientes lo sentirán y estarán menos dispuestos a regresar a por más de sus servicios.

La Visita Inicial.

Un nuevo paciente es muy probable que sienta algo de ansiedad si no lo conoce. Hágalo tan sencillo y cómodo para ellos como le sea posible en todo momento durante el proceso. Asegúrese de que el nuevo paciente sepa exactamente cómo llegar a su oficina. Si es difícil, ayúdelos en el teléfono cuando estén programando su primera cita. Asegúrese de dar instrucciones, consejos para el estacionamiento y cualquier otra información útil acerca de las plantas, los pasillos o señales que deben buscar.

Una vez en su oficina, asegúrese de que la experiencia del paciente es buena. Decida de antemano cómo el paciente se moverá a través de su oficina y por las distintas fases durante una visita guiada por usted.

Saludando al Paciente

Haga que el paciente se sienta bienvenido y cómodo del mismo modo que cuando sus amigos visitan su casa. Deles la bienvenida con una sonrisa, ofrézcales un asiento, refrescos y una pequeña charla. Ponga música relajante y proporcione un ambiente relajante. Todos estos esfuerzos tendrán un gran impacto positivo sobre el agobiado y nervioso paciente.

Área de Recepción

Esta es su "zona de recepción" y no la "sala de espera". Usted no quiere recordarles que están esperando ya que se sentirán ofendidos si los mantiene en espera demasiado tiempo. Sin embargo, si lo están esperando, utilice ese tiempo para:

Informar utilizando su folleto de la clínica, folletos de procedimientos, herramientas informativas y todo lo demás para ayudar a explicar cada procedimiento, tratamiento y el producto que usted ofrezca.

Distráigales con sus hermosos álbumes de fotos "antes / después", o con sus libros de testimonios, o incluso con algún vídeo en el que salga usted presentándose a sí mismo, a su clínica, sus procedimientos, o los testimonios de pacientes anteriores, etc. Entreténgales con revistas famosas como *People*, *Business Week* y *Oprah*, ofrézcales un teléfono para llamadas locales y quizás un ordenador con conexión a Internet.

La Espera

¡No haga esperar a sus pacientes! Es una falta de respeto y expresa que su tiempo es más valioso que el de ellos. Esta es la queja número uno de los encuestados y no debe tomarse a la ligera. El paciente es un consumidor. Están gastando su propio dinero y esperan por un servicio en concreto. Saben que tienen otras opciones. La impresión que el paciente estético debe recibir es que usted y su personal esperan ansiosamente su llegada y hacen hueco en sus apretadas agendas para darles el servicio que ellos requieren, especialmente si están considerando procedimientos invasivos.

En general, el paciente tiene aproximadamente un umbral de espera de 20 minutos. Después de eso, más le valdría entretener y distraer a ese paciente, o podrá marcharse y no volver nunca más. Si usted se ha retrasado, dígale al personal que se encargue de los pacientes con el fin de ponerse al día. Haga que su personal vaya a la zona de recepción y explique el retraso.

La mejor manera de asegurar una agenda suave y fluida es reservar espacios de tiempo sin prisas para poder realizar consultas completas. Esto también previene que el paciente en cuestión se siente a un lado o incluso vea a pacientes postoperatorios que no estén completamente recuperados que aún no estén encantados con sus resultados. Ver a un paciente después de la operación les recuerda el lado desagradable de la mejora estética y no es necesario que tales pacientes les transmitan información anecdótica negativa acerca de su malestar o dolor.

También, reserve procedimientos mínimamente invasivos en bloques de tiempo, pero no reserve el doble y ni mucho menos, el triple de lo que pueda abarcar. Cumpla sus plazos. Si un paciente solicita más tratamientos de lo previsto inicialmente, trate de acomodarlos solo si no interfieren con el resto de su agenda. Si lo hacen, invítelos de nuevo cuando tenga más tiempo.

La espera puede dañar todos las demás citas en su proceso.

Documentación

Entregue al paciente una carpeta confidencial con su documentación y una pluma de alta calidad con el nombre de su clínica impresa y deje que la conserven. No grite su nombre desde el otro lado de la sala. Vaya hacia ellos en silencio para preservar su privacidad y entrégueles la cartera de documentos necesarios. Si se trata de un paciente existente, asegúrese de haber retirado su tabla y tenga cualquier otra documentación adicional lista para ellos.

Cuando le regresen dichos documentos, asegúrese de que hayan rellenado el cuadro de recomendaciones ya que debe saber de cómo se enteraron acerca de usted. Si no es así, en un tono cordial, pregunte: "Entonces Jean, ¿cómo se enteró usted de nosotros?" Y anótelo en el formulario.

También, en el caso de que no hayan rellenado su dirección de correo electrónico, de nuevo en un tono de conversación agradable, dígales: "Sólo para informarle, Jean, ofrecemos promociones muy exclusivas por internet durante todo el año, así que si usted proporciona su dirección de correo electrónico, me asegurare de que las reciba".

Muy a menudo los pacientes desean sus ofertas especiales, ¡así que pregunte!

Escoltando al Paciente a la Oficina

Es importante que un miembro del personal escolte a un paciente de una habitación a otra y los presente a la próxima persona con quien se encontrarán. Aunque lo mejor es que el paciente se sienta tranquilo y el personal se mueva, si eso no es posible, hágalo tan fácil como sea posible para que no se sientan presionados.

Pre-Reunión con el Personal

El paciente debe pasar una cantidad considerable de tiempo con el coordinador de atención al paciente para que comprendan sus preocupaciones particulares. Proporcione una imagen digital y / o análisis de la piel si es apropiado e informe al paciente acerca de los detalles del procedimiento, tratamiento o cirugía, y los resultados esperados, así como la recuperación, el cuidado postoperatorio, etc. Este tiempo que pasen juntos resulta crucial para el correcto desarrollo de una relación, y ayudará al paciente a desarrollar un vínculo con el personal y con la clínica. Este sería también un buen momento para que el coordinador de atención al paciente presuma acerca del médico y de sus calificaciones.

El objetivo aquí es vincularse con el paciente y hacer que se sienta como si estuviera en buenas manos y por lo tanto, hacerles sentir feliz de estar ahí. Usted sabrá si su personal se ha vinculado realmente, cuando el paciente les diga exactamente cuál es su intención, ya sea que solo estén indagando, tienen un evento importantes en sus vidas, o simplemente porque tuvieron una ganancia inesperada (lo que sea). Es más probable que el paciente se abra con el coordinador de atención al paciente que con usted si su autoridad les intimida. Asegúrese de tener a la persona adecuada para ese puesto.

Examinación

Mientras el paciente se está preparando para venir, el personal debería informarle a usted con todo lo que sepan acerca de ese paciente. Entonces sabrá el tipo de enfoque a adoptar, la situación financiera y emocional del paciente y la cantidad de tiempo que debe estar con él.

Asegúrese de llamar y esperar una respuesta antes de entrar en la sala de examinación. Es cortés y podría evitar un momento bochornoso. El personal puede entrar en la habitación con usted y decirle: "Dr. Smith, esta es Anne. Su hija se va a casar dentro de seis meses y quiere lucir lo mejor posible para la gran ocasión".

Técnicas de Cierre

La clave se encuentra en la elección: dele siempre al paciente la opción de, o una cosa u otra, pero nunca de "o sí o no". Recuerde: usted no está presionando al paciente para que realice una reserva, usted simplemente está ofreciendo sus servicios y el siguiente paso lógico. Mantenga viva la conversación, por ejemplo:

"Sally, ¿le gustaría aprovechar el paquete de tratamientos múltiples para ahorrarse 300 $, o comprar un solo tratamiento hoy?"

"Estamos muy saturados, así que permítame darle algunas de las fechas más próximas que tenemos disponibles. ¿Qué le parece el próximo martes a las 10 am, o le viene mejor el próximo viernes a las 3 pm?"

"Echemos un vistazo a algunas fechas de cirugía. ¿Tiene usted un día específico en mente o desea que le diga cuáles son las opciones de fecha más cercanas?"

Manejo de Objeciones

Las mismas objeciones se presentaran en el 90% de las veces. Esté preparado con anticipación para hacer frente a ellas con destreza, las respuestas pensadas suenan razonables y profesionales.

Utilice emociones cuando se enfrente con objeciones. Recuerde: las objeciones son algo bueno. Las objeciones significan que un paciente está considerando seriamente la posibilidad de un tratamiento y puede que necesiten cierto estímulo para ayudarles a tomar esa decisión final. He aquí algunos ejemplos:

- Miedo al dolor y la cirugía:
- "Sally, es normal que se sienta de esa manera".
- "Otros también se han sentido de la misma manera que usted," (Tranquilizar al paciente es una respuesta normal) "Y, lo que descubrieron fue que era mucho más fácil de lo que pensaban, y que les hubiera gustado haberlo hecho hace años ya que ahora se sienten mucho mejor acerca de sí mismos".

Cobro:

Apelación Emocional:

"Miguel, dijo que esto le ha estado molestado desde hace años y se sentiría mucho mejor consigo mismo si se lo arreglaran. ¿Cuánto valen para usted los próximos 10 años? ¿O una mejor vida amorosa, más confianza, mejor trabajo, etc.?"

Decidiendo:

Emocional / práctico

"Dora, puede decidir ahora mejorar las cosas o puede esperar. ¿Qué sucede si se espera otro año? ¿Va a mejorar o va empeorar? ¿Va a ser más feliz no haciendo nada, o al contrario, será más feliz solucionando aquello que le preocupa?"

Si se ha tomado el tiempo suficiente para vincularse con el paciente, asegúreles de que están en buenas manos y muéstreles los resultados con fotos y testimonios de anteriores pacientes, decidir cuándo quieren que se les haga la intervención deberá ser el siguiente paso. Si el paciente no está listo para reservar la cirugía o un procedimiento, se les enviará una carta personalizada de seguimiento con una nota personal escrita a mano del coordinador de atención al paciente. La nota debe mencionar algo personal entre ambos para reforzar continuamente la relación.

También ofrézcale un seguimiento con invitaciones a eventos, ofertas de internet exclusivas y otros esfuerzos de marketing. Esto mantendrá su nombre en su mente cuando estén listos para seguir adelante. Nunca se sabe si un paciente que no está listo hoy estará listo en semanas, meses o años después.

Cobro.

Sea flexible para hacer negocios. Acepte todas las tarjetas de crédito y cheques personales, así como dinero en efectivo. Haga que les resulte sencillo para sus pacientes pagarle de la forma en que puedan.

Además, tenga productos de venta y certificados de regalos. Aproveche esta oportunidad para agregar elementos adicionales para sus pacientes, cuando su cartera ya esté fuera de sus bolsos/bolsillos y dispuesta a abrirse.

Fuente: www.carecredit.com

Concerte Citas Ahora

Nunca permita que un paciente deje su clínica sin reservar otra cita. El paciente que dice: "le llamaré" puede tener buenas intenciones de hacer precisamente eso, sin embargo, la vida puede interponerse en el camino y evitar que el paciente vuelva a presentarse. Haga todo lo posible para reservar la próxima cita mientras están físicamente frente a usted. Asegúreles de que les llamará para recordarles su cita, y que siempre podrán reprogramarla en caso de presentarse un evento inesperado.

Si un paciente compró una serie de tratamientos, agéndelos de una sola vez en vez de uno en uno en el futuro. Se sentirán más comprometidos con su clínica y mantendrán las citas que han establecido con antelación hasta el momento (al igual que lo hacen en el dentista). Deles las fechas por escrito para que puedan escribirlas en su calendario y asegúreles que se les recordaran sus citas a medida que se vayan acercando las fechas. Además, no le conviene que terminen solo dos tratamientos cuando ellos necesitan cinco, y luego les digan a sus amigos y familiares que no obtuvieron un buen resultado.

Financiación.

La mejora estética ya no es sólo para las élites. Hay pacientes en todos los grupos socio-económicos que quieren verse tan bien como se sienten, y harán lo que sea necesario para que esto suceda. Y hay otros, que pueden permitirse el lujo de pagar por según que tratamientos estéticos de inmediato, pero preferirían diferir los pagos para maximizar su flujo de efectivo.

Asegúrese de que su personal está preparado para ofrecer financiación en el acto a fin de no retrasar la decisión. Siembre la semilla de la confianza lo más temprano posible y comience con el proceso de documentación mientras el paciente está siendo examinado. Un letrero simple que diga "Pregúnteme sobre nuestro financiamiento cosmético" debería convenientemente aparecer donde el paciente lo pueda ver en caso de que quieran discutir sobre los mismos. De este modo podrá tener una respuesta preparada cuando llegue el momento para reservar el procedimiento.

VII

LA CONSULTA DEL MEDICO CON EL PACIENTE ESTETICO

"Mi doctora me hizo sentir cómoda con ella como persona antes de que ella saltara a la materia médica".

"Él abordó mis preocupaciones específicas y yo aprecié eso".

"Él me decía lo que yo quería, en lugar de escucharme a mi hablar sobre lo que yo realmente quería".

"Me quedé impresionado con el hecho de que un médico tan ocupado pasara tanto tiempo conmigo. Me demostró que era minucioso y se preocupaba por mí".

"El médico era tan clínico y técnico que me perdió desde el principio".

- Comentarios varios de las encuestas

¡Sus pacientes les buscan para solucionar sus problemas! Escuche sus preocupaciones, demuéstreles que tiene una solución y puede ayudarlos a resolver sus problemas. Aquí están los pasos básicos para ayudarle a través de un proceso más efectivo cuando se encuentre en consulta con sus pacientes estéticos:

Paso 1: Introducción

Haga que su personal le prepare con los detalles necesarios del paciente, y que ellos han aprendido ya, tales como los deseos del paciente y la elegibilidad psicológica, emocional y financiera para que usted sepa cómo acercarse a ellos. Llame a la puerta con suavidad antes de la abrirla y salude al paciente por su nombre. Preséntese mientras los mira a los ojos, sonría y estreche su mano.

Paso 2: Forje una buena "Relación"

Cuando a los encuestados se les preguntó por qué eligieron a ese médico particular, casi siempre coincidían las mismas palabras y frases:
- "Me sentí muy cómodo con el médico".
- "Realmente me escuchó".
- "Ella contestó todas mis preguntas pacientemente".
- "No hubo presión así que me sentí relajado".
- "Él entendió lo que quería".

Especialmente las mujeres usan su intuición para tomar decisiones. Asegúrese de que sus pacientes se sientan atendidos y especiales. Usted quiere que sepan que tiene compasión por ellos y que entiende sus necesidades. Será capaz de hacer eso mediante la construcción de "una buena relación" con cada paciente.

¿Qué es una "buena relación" o tener empatía?
Una buena relación es ese vínculo especial que usted construye con el paciente, y que crea confianza y lealtad. Es aquella conexión que usted establece con el paciente para que se sienta especial y comprendido. También es la habilidad más importante que usted podrá desarrollar para tener éxito en esta industria, y para elevarse por encima de su competencia.
Podrá construir esa buena relación mediante el uso de tacto, aspectos en común y los reflejos.

Tacto
El contacto físico crea una conexión con el paciente. Estreche la mano a sus pacientes, tóquelos apropiadamente mientras usted los examina, y tóquelos en el hombro a la salida para que sientan esa conexión física con usted.

Aspectos en Común.
Persona Primero, ¡paciente después!
Usted desea crear y descubrir qué cosas tiene en común con el paciente. Pase un minuto o dos hablando sobre temas no médicos con sus pacientes antes de lanzarse a la razón de su visita. Ellos compartirán mucho más información con usted si piensan que usted está interesado en ellos como personas. Pregunte acerca de su familia, ocupación y vecindario o consulte las notas especiales que el personal anote en el formulario inicial. Esto abrirá

la comunicación y permitirá que el paciente se sienta más cómodo con usted. Además de crear confianza con ellos, podrá siempre aprender algo importante. Tal vez él / ella es miembro de los medios de comunicación, o su hermana posee un salón de belleza.

Reflejo.

Refleje la respiración del paciente, la postura, tonalidad y los gestos:

Si el paciente está hablando rápido, hable usted rápido.

Si el paciente está hablando en voz alta, hable usted en voz alta.

Si el paciente es reservado, tímido y humilde, disminuya su ritmo.

Si el paciente cruza las piernas, cruce las piernas.

Siéntese cara a cara con el paciente.

Si lo hace correctamente, el paciente se sentirá vinculado a usted. Sentirán que les entiende y que puede leer sus pensamientos.

Recuerde: esta es una decisión emocional. La mayoría de las mujeres usan su intuición para decidir quién es el médico perfecto para ellas. Y el médico perfecto es el que les hace sentir:

- Especiales
- Escuchadas
- Entendidas
- Importantes
- Seguras

Paso 3: Descubrir el problema

Comprenda la situación actual del paciente haciendo preguntas abiertas, tales como:

- "¿En qué le puedo ayudar hoy?"
- "Lo que parece estar molestándole es..."
- "¿Qué le trae a verme?"

Escuchar activamente. Mientras le están hablando, asienta, mírelos y tome notas para que sepan que usted está escuchando con atención. Está tratando de entender sus razones y percepciones en cuanto a por qué creen que necesitan sus servicios. Averigüe cuáles son sus preocupaciones específicas y qué los motiva a resolver esas cuestiones. Haga preguntas de sondeo y escuche sus respuestas. Déjelos hablar. Reconozca que los escuchó repitiendo lo que escuchó.

Paso 4: Adjunte emociones al problema y la solución

Asegúrese de involucrarlos emocionalmente. Hágales preguntas adicionales de calificación que hablan de sus emociones, tales como:
- "¿Cuánto tiempo le ha molestado esto?"
- "¿Cómo afecta esto sus relaciones, trabajo, etc.?"
- "¿Por qué no busco ayuda antes?"
- "¿Cómo imagina que esto mejorara su vida?"

Usted trata que ellos "experimenten" los beneficios de sus servicios. También quiere saber qué tan grande es el problema y cómo afecta a sus vidas. Es necesario adjuntar fuertes razones emocionales para querer un cambio. Si ellos dicen que quieren verse más jóvenes, pregúnteles cómo el verse más joven mejorará su vida. Asegúrese de que ellos "sientan" que vale la pena.

Permítales responder a sus preguntas de forma completa. Puede ser muy tentador interrumpirlos con su solución pero usted conseguirá más si primero les da toda su atención. Y, siempre, muestre respeto por el paciente. A pesar de que el experto es usted y por lo tanto, sabe más, la arrogancia no vende. Si se muestra como demandante, condescendiente o intimidante usted hará que el futuro paciente se vaya. Use palabras que ellos entiendan, sea conciso, y mantenga las cosas sencillas. Repita brevemente al paciente los principales puntos que escuchó. Pregúntele si ha olvidado algo, ¡luego espere su respuesta!

Paso 5: Saber en qué punto está

Sabe que le conviene sondear las siguientes preguntas para calificar al paciente, y así determinar dónde se encuentran en su proceso:
- "¿Cuál es su marco horario?"
- "¿Tiene usted alguna otra restricción de tiempo?"
- "¿Ha hecho alguna investigación sobre este procedimiento?"
- "¿Qué es lo que usted ya sabe acerca de este tratamiento?"

Haga otras preguntas abiertas para determinar cómo van a llegar a una decisión, por ejemplo:
- "¿Qué es lo más importante para usted a la hora escoger un cirujano?"
- "¿Qué está buscando en un médico estético?"

- "¿Ha visto a otros médicos? y, en caso afirmativo, ¿qué puedo decirle que usted no sepa ya?"

Las respuestas le ayudarán a determinar cuánto tiempo y esfuerzo deberá poner en su consulta, así como qué postura tomar.

Paso 6: Estilos de aprendizaje para informar a sus pacientes

Los pacientes encuestados sabían que sus expectativas fueron cumplidas, sus inquietudes fueron tratadas y realizaron las recomendaciones convenientes, además de que el médico les hizo llegar su mensaje de la mejor forma para comunicarse con ellos, de tal manera que comprendieran de manera más eficaz.

Hay tres diferentes estilos de información: visual, auditiva y kinestésica:

- Los pacientes visuales quieren ver los resultados;
- Los pacientes auditivos quieren oír hablar de los resultados.
- Los pacientes kinestésicos quieren tocar y sentir los resultados.

Todo el mundo tiene elementos de estos tres modos, pero por lo general predomina uno. Para hacerlo simple, solo asegúrese de incorporar estos tres estilos de información al comunicarse con sus pacientes.

Paso 7: Administrando expectativas

Regla de Oro: Prometer Menos y Entregar Más

Es su trabajo asegurar que el paciente tenga una experiencia igual a lo que le prometió. Cuando las aspiraciones de sus pacientes apuntan a la perfección, ambos pierden. Asegúrese de que sus expectativas y razones para tener una mejora estética se basan en la realidad. Pídales que busquen en todos los aspectos de su vida, tanto en los buenos como en los malos. Una mejora estética no recuperará a su cónyuge o les conseguirá un ascenso laboral. Todo tiene límites y limitaciones, y esto es solo una faceta más de su realización personal y autoestima.

Utilizando los siguientes métodos, muestre y explique lo que puede hacer por el paciente estético. Estas herramientas le ayudarán a comunicar expectativas realistas, para que el paciente pueda ver, sentir y tocar:

- Espejo
- Haga un dibujo si se le muestra la ocasión
- Muestre fotos "antes / después" actualizadas de pacientes similares

- Lleve a cabo imágenes por ordenador y / o análisis de piel
- Haga que hablen con pacientes los miembros del personal que hayan tenido procedimientos similares
- Muestre videos del procedimiento (no demasiado explícitos)
- Deje que toquen implantes mamarios, productos de cuidado de la piel, etc.
- Hábleles sobre los artículos que ha escrito y los discursos que ha dado
- Utilice metáforas, analogías y experiencias anecdóticas de otros pacientes para transmitir información

El Mejor / Peor Escenario

Una excelente manera de establecer expectativas es utilizar el mejor / peor escenario. Por ejemplo, si el paciente está preguntando el tiempo que la tardará en recuperarse, podría responderle diciendo: "En el mejor de los casos podrá usted volver a trabajar dentro de una semana, sin embargo, algunos pacientes necesitan una o dos semanas más". O bien, hacerles saber que 4 de cada 5 pacientes regresan a trabajar dentro de una semana. De esta manera, si no son el "mejor caso" o el "4 de cada 5," por lo menos van a recordar que mencionó que esto podría suceder.

Si usted les dice algo con anticipación, se tratará de una explicación.

Pero si se lo dice después, se tratará de una excusa.

Paso 8: Diferenciándose

Es importante calificarse y diferenciarse usted mismo mediante el establecimiento de su valor, especialmente si el paciente está consultando con varios médicos antes de decidir. Algunas sugerencias incluyen:

- Mire al paciente a los ojos para hacerle saber que usted confía en su habilidad para darle un buen resultado;
- Infórmele que ha hecho muchos de estos procedimientos con excelentes resultados y tiene pacientes muy satisfechos;
- Hábleles de cualquier documento que usted haya escrito o conferencias que haya dado sobre este procedimiento.
- Hágales saber cuántos años de experiencia tiene realizando este procedimiento o sobre cualquier equipo especial que tenga y que le garantice un buen resultado.
- Hágales saber que entiende sus preocupaciones y temores para que confíen en usted y sus recomendaciones. Asegúreles que puede satisfacer sus expectativas y que están en buenas manos.

Nota: Si mencionan que han hablado con su competencia (¡no denigre a sus colegas!)
Manténgase profesional y reitere los puntos fuertes que usted tiene. Mencione
todo lo que lo diferencia de manera positiva sin despedazar a sus competidores.
El paciente lo apreciará y respetará su profesionalidad.

Paso 9: Tranquilizando al Paciente

Sus pacientes necesitan estar seguros de que es el médico adecuado
para ellos, y que obtendrán un buen resultado. Ellos querrán que esté seguro
de sus habilidades, y también necesitarán un poco de empuje por su parte
para que sientan que es competente y que hará un buen trabajo. Frases
simples pueden ayudar:

"Sara, usted es la candidata perfecta para este procedimiento".

"Connie, tenemos algo con que trabajar aquí y estoy seguro de que estará
satisfecha con el resultado".

Varios de los pacientes encuestados comentaron que no estaban en
busca de un discurso de ventas, sino que estaban buscando la confianza de
que el médico haría un buen trabajo. Si el médico estaba siendo demasiado
conservador, algunos de los pacientes tomaron eso como timidez y no estaban
tan convencidos de su competencia.

Paso 10: Cierre

Considere el tener siempre preparado un enunciado de cierre. Podrá
decirlo antes de que deje al paciente en manos del coordinador de atención al
paciente para discutir detalles y programar el procedimiento.

Por cierto, puede que los pacientes quieran negociar los precios con
usted y descontrolarle. Para evitar esto, es mejor no hablar de finanzas con el
paciente y hacerse el tonto. La mejor manera de manejar el dinero es llamar
a su enfermera o al coordinador de atención al paciente para hablar de esto
mientras que usted dice, "Nancy maneja esa parte así que voy a dejar que ella
le de todos los detalles".

No debe depender de técnicas de cierre fuertes si todo lo ha realizado
correcta y profesionalmente desde el principio. Si el paciente con el que ya ha
establecido un vínculo ha sido tratado bien, se le descartaron sus temores y se
le aclararon todas las dudas, deberá entonces estar listo para dar el siguiente
paso. Si ha creado un ambiente seguro y cómodo, el paciente debería estar
preparado. Mantenga la conversación mientras escolta al paciente de vuelta
con el coordinador de atención al paciente, y en el camino dígale: "Fue un

placer conocerla Sally. Sara le informará sobre los detalles a contestará a todas sus preguntas, y espero verla pronto de nuevo".

Paso 11: Deles un Buen Resultado

Es importante proporcionar un buen resultado y una experiencia lo suficientemente agradable. Recuerde, si los pasos anteriores fueron seguidos el paciente estará en busca de un "buen" resultado, no un resultado "fantástico que cambie su mundo por completo".

Paso 12: Seguimiento

Llame a la paciente para ver cómo esta. Responda cualquier pregunta que puedan tener y asegúreles que todo salió bien y que van a estar bien. Si tuvieron un procedimiento invasivo, reitere lo que pueden esperar para los próximos días y que su personal estará llamándoles para ver como están y que le estarán informando directamente a usted. Mencione que espera volver a verlos en su oficina para sus citas postoperatorias o para su próximo tratamiento.

COMPLICACION/INSATISFACCION POST-CIRUGIA

"Mi cirujano siempre estaba operando cuando le llamaba para hablar de lo insatisfecha que estaba con la asimetría que obtuve con el procedimiento, y me terminé yendo a otro médico para arreglarlo".
— Sam, 43 años – Cirugía de Senos

Todas las oficinas experimentan pacientes que no están absolutamente encantados con su resultado. Es una realidad y sólo tiene que lidiar con ello profesionalmente.

Surgió varias veces en la encuesta que el paciente se sentía incómodo al discutir su insatisfacción con su médico, ya que no estaba siendo bien recibida. Algunos de los médicos descartaron las preocupaciones de sus pacientes diciendo que solo tomarían tiempo y que tenían que ser pacientes. Pero recuerde: usted no es que el anda por la calle viéndose y sintiéndose desfigurado. Un paciente infeliz no quiere oír "sea paciente". ¡Ellos quieren que haga algo! Tranquilícelos, consuélelos, ofrézcales una solución provisional hágalos "hacer" algo mientras están sanando. Algunos médicos estaban sumamente reacios a hacer frente a la negatividad. A menudo, el paciente tenía dificultad para ver al médico de nuevo cuando quería programar un tiempo de seguimiento y discutir así sus preocupaciones.

Por favor, no ignore el problema. Rara vez se va y puede convertirse en un problema mucho más grande, incluso puede convertirse en litigante si no se maneja adecuadamente. Como mínimo, puede crear mala publicidad de boca en boca sobre usted y hacerle daño a su reputación en la comunidad.

VIII

EL PROCESO DE TOMA DE DECISIONES

Un tema recurrente en los resultados de la encuesta indicó que los pacientes estaban más confundidos después de visitar médicos, de modo que investigaron el tema y leyeron información sobre dichos temas en los medios de comunicación. Muchos encontraron enormes complicaciones para ordenar la información recogida, supuestamente para ayudarles a tomar la mejor decisión, y la más segura.

Sabemos lo difícil que este proceso puede ser para sus pacientes. Probablemente se sientan mal o incómodos, y esperan arreglar, reparar o mejorar un aspecto de su apariencia que los hará sentirse mejor. Se sienten vulnerables y lo están buscando a usted para que les ayude.

Es importante tener en cuenta que los pacientes quieren evitar hacer una mala elección. Su objetivo es analizar los riesgos y las formas de minimizarlos. Ninguno de ellos quiere tener que lamentar su decisión. Una parte importante de su trabajo consiste en asegurarles que se encuentran en el lugar adecuado para el procedimiento correcto, y que estarán encantados con el resultado.

Si un paciente tuviese miedo o estuviese confundido, decidirá mejor no hacer nada. Es su trabajo ayudarles a tomar la decisión correcta.

¿QUÉ ES LO QUE EL PACIENTE ESTÉTICO REALMENTE ESTA COMPRANDO?

¿Qué es lo que sus pacientes realmente están comprando? Probablemente usted piense que están comprando su experiencia. Pero ellos no pueden saber realmente si usted está calificado, ya que no saben nada de medicina. Lo único que tienen son pistas: su reputación, sus resultados anteriores, sus materiales de marketing, su personal, etc. En otras palabras, su experiencia es asumida y literalmente, le estarán comprando a usted.

Pero psicológicamente hablando, lo que están comprando es esperanza. Están comprando felicidad. Mejor dicho están comprando la esperanza de la felicidad. El paciente estético cree que verse mejor mejorará sus vidas y se sentirán mejor. Quieren saber que usted es el médico adecuado para ellos y que puede hacer que eso suceda.

TIPOS DE CONSUMIDORES

El comportamiento del consumidor es un tema complejo e involucra emociones, personalidades y experiencias vitales. Para entender mejor a sus pacientes y sus motivos, aquí hay cuatro grupos de pacientes estéticos típicos que se presentaran en su clínica:

Indecisos.

Este grupo no sabe lo que quiere. Parecen tener un montón de tiempo en sus manos, ya que asisten a sus eventos, se comen su comida, toman sus muestras y nunca, nunca jamás compran. Incluso podrán llegar a reservar una consulta, seguir todo el procedimiento, pero nunca reservarán un procedimiento. No gaste energía en este grupo, ya que puede perder mucho de su tiempo si usted lo permite.

Negociadores/Regateadores

Este grupo está buscando la mejor oferta de la ciudad por encima de todo. Tienen una tendencia a considerar la mejora estética como un producto y pasan gran parte de su consulta negociando con usted y su personal.

Para ellos es una forma de arte, conseguir que usted reduzca sus precios o les haga regalos. Cuidado con ellos. Les dirán a sus amigos que obtuvieron un gran precio de usted sólo porque se lo pidieron. Esto establecerá un mal precedente para su clínica. Y si vinieron por un precio, se irán por un precio por lo tanto no es donde usted desea emplear su tiempo y recursos.

Fieles a la Marca.

Este será su grupo preferido. Le aman, y jamás se irían con nadie más. Ni siquiera considerarían buscar a otro profesional ¡aunque sus tarifas fueran la mitad de la suya! Son sus admiradores y sus defensores. Trátelos bien, y serán suyos de por vida. La mayor parte de sus esfuerzos deberían concentrarse en este grupo y en hacerlo crecer para incluir a sus fieles amigos, familia y sus colegas en sus listas. Estas personas lo consideran a usted como un amigo y le recomendarán a cualquier persona interesada. Asegúrese de que se sienten apreciados y reconocidos por sus esfuerzos en la difusión de su clínica. Les serán de gran valor para usted en lo que se trata de hacer crecer una clínica estética.

Innovadores de Lujo/Compradores de Calidad

Si bien este grupo quiere solo lo mejor y pagará por ello, pueden llegar a ser un dolor de cabeza. Quieren todo a su manera. Y necesitará dejarlo todo para satisfacer sus egos. Tendrán una tendencia, de la que querrán hacer alarde, y esperan, por lo tanto, un mejor trato que sus otros pacientes. No obstante, aunque debe tratar a todos sus pacientes con el mismo respeto y cuidado, pasar un poco más de tiempo y gastar algo más de esfuerzo en este grupo puede dar sus frutos. Las personas de un tipo de ideas conocen a otras personas de ideas afines. Este puede ser un grupo rentable en el que volcarse, pero no a expensas de sacrificar a los pacientes leales a su marca.

COMO SE ALCANZAN LAS DECISIONES

El proceso de toma de decisiones es un tema complejo por sí solo, sin embargo, aquí hay algunas cosas básicas para recordar:
- Las decisiones se alcanzan rápidamente, luego se justifican.
- La gente actúa en base a sus prejuicios, hábitos y experiencia previa mucho más que en base al conocimiento.
- Un paciente necesita una fracción de segundo para tomar una decisión, pero llegar a estar listo para tomar esa decisión puede tomar un tiempo largo.
- Las personas toman decisiones porque se ve bien, se siente bien, suena bien o tiene sentido para ellos:

Pacientes Visuales.

Estos pacientes toman decisiones basados en lo que ven, y luego visualizan cómo se verá en o para ellos. Muéstreles un montón de fotos antes / después y / o imágenes por computadora así como los resultados de análisis de piel. Deles cosas visuales, ya que ellos confían en lo que ven.

Pacientes Auditivos

Estos pacientes toman decisiones basados en lo que escuchan. Cuando escuchan palabras que tienen sentido para ellos, responden bien. Hábleles sobre el procedimiento con confianza y sinceridad. Haga que su personal y otros pacientes les cuenten sus propias experiencias. Pínteles una imagen mental con palabras.

Pacientes Sensibles

Estos pacientes toman decisiones basados en lo que físicamente pueden sentir y literalmente sentirán una sensación en su cuerpo que les dirá que están sintiendo la intuición correcta. Deles muestras de productos y déjeles probarse implantes mamarios. Déjelos tocar y sentir su paquete de información para pacientes, y sus folletos.

Pacientes Analíticos.

Estos pacientes necesitan razones para lo que hacen. Ofrézcales el "por qué" en sus respuestas. Deles hechos, datos y razones que puedan justificar su decisión en sus propias mentes.

CICLO DE VENTAS PROMEDIO

El ciclo de ventas promedio de los pacientes que fueron encuestados, desde que contemplaron la posibilidad de realizarse cirugía estética hasta el momento en que reservaron fue de entre 1 a 2 años. Dichos pacientes, cuando por fin estaban listos, querían proceder de inmediato.

El ciclo de ventas promedio de los procedimientos mínimamente invasivos fue de 1 a 2 meses. Y otra vez, cuando estaban finalmente listos, lo querían ¡YA!

Si bien puede parecer que estuvieran siendo impulsivos, pero la mayoría de los pacientes estéticos habían estado contemplando procedimientos por un tiempo y estaban listos para tomar acción.

PRECIOS

La mayoría de los encuestados dijo repetidamente que no fueron busca el precio más barato, sino más bien un precio justo y un buen resultado. Fueron, sin embargo, insultados, cuando el precio era exageradamente más alto que los demás. Además, la mayoría sufrieron un "impacto debido al precio" en su primera consulta.

Es importante que sus pacientes entiendan que usted es competitivo con los otros en su área para que no se sientan obligados a comparar precios. Además, asegúrese de ofrecer opciones de financiación para suavizar los altos precios. Reitéreles que pueden hacerse el procedimiento ahora en lugar de esperar hasta que hayan ahorrado lo suficiente, lo cual puede tardar años o no llegar nunca. ¿No preferiría tener esa calidad de vida ahora en lugar de esperar?

Asegurarse de que entienden que usted cotiza sus servicios por los años que ha estado ejerciendo, especialmente si tiene lleva mucho tiempo en el mercado y tiene más pacientes para demostrarlo. Venda experiencia, ya que es su baza más valiosa.

La mayoría de los pacientes no quieren ser conejillos de indias.

Venda "valor agregado" en lugar de "lo más barato". Si usted es más caro que sus competidores, explique por qué. Su precio incluye prendas de vestir postquirúrgicas, analgésicos y medicamentos contra hematomas, su número personal de teléfono celular en caso de emergencias y cualquier otra cosa que se le ocurra para garantizar que el paciente tenga una experiencia agradable. Una vez que el paciente comprenda que usted realmente ofrece una "experiencia agradable al paciente" es más difícil que lo comparen con los demás. Ante la duda cobre un poco más que los demás. Existe un gran porcentaje de la población donde el precio crea la percepción de la calidad, por lo tanto vaya por eso. Además, la mayoría de los pacientes desean un descuento sobre múltiples procedimientos por lo que un precio alto puede permitirle eso. Asegúrese de que puede explicar cómo las terapias de combinación o el tiempo en quirófano, anestesia, etc. serán más baratos si se hacen al mismo tiempo. Sea capaz de mostrarles que realmente estarían ahorrando con usted. También es útil para preparar sus cotizaciones en el ordenador y producir una copia impresa en vez de tener que escribirlas a mano. El paciente tiene menos posibilidades de negociar con las impresiones de un ordenador.

NEGOCIANDO

Un paciente bien informado habrá estado comparando precios, puede tener otras cotizaciones y estará más que dispuesto a negociar con usted. Prepare sus argumentos cuando esté tranquilo y pensando con claridad. No juegue cuando un paciente estético le esté pidiendo un descuento. Puede que diga algo que después lamente, como hablar mal de sus colegas o decir algo inapropiado o enajenante para el paciente.

Si el paciente le dice que ha visto a alguien que le ha cobrado 1.000 $ menos, su respuesta o la respuesta de su coordinador de cuidado al paciente puede ser:

"Los precios del médico están basados en sus años de experiencia. Él ha realizado este procedimiento en particular muchas veces e incluso ha entrenado a otros médicos, así que estoy seguro de que obtendrá el mejor resultado de él con este precio tan razonable".

OTRAS TECNICAS DE NEGOCIACION

Use la competencia de forma inversa. Deje que el paciente sepa que tiene varios pacientes que desean utilizar sus servicios. Si ellos no reservan con usted, otros lo harán y puede que tengan que esperar meses antes de que usted tenga otra apertura. Debe estar dispuesto a arriesgar la venta. A veces se gana, a veces se pierde, pero usted ganará más si perciben la escasez.

Use el poder de la inversión. Si el paciente invierte su tiempo, dinero (precio de la consulta) y su energía en usted, es más probable que vean el beneficio, sobre todo cuando se habla de algo tan emocional como la mejora estética. Haga frente a los precios al final de la negociación después de que el paciente haya comprometido tiempo y energía en su oficina. Si ellos tocan el tema antes de tiempo, reconózcalo, hable sobre ello y posteriormente, guarde los detalles para más tarde si es posible. La inversión de tiempo del paciente hará que sean más flexibles al final del proceso para consolidar la consulta inicial con el personal, ya sea viendo los álbumes de fotos, o hablando con los otros pacientes, o incluso viendo grabaciones, análisis cutáneos, consultas con el médico, y después, por último, llévelos de vuelta al gerente para las cifras.

Si ha determinado que sus precios son lo que son, sin importar ningún factor externo, asegúrese de configurar el escenario con anticipación para que el paciente no sienta que tiene una opción para negociar. No negocie si usted ha construido su reputación y tiene muchos pacientes satisfechos que están dispuestos a hablar con otros pacientes. De todos modos, la mayoría de los pacientes no están buscando el precio más barato. Están buscando una buena experiencia y el mejor resultado a un precio justo. De modo que deberá configurarlo para que lo perciban como el mejor, y que por lo tanto vale el precio que ha determinado como justo.

Dicho esto, en el mundo competitivo de hoy en día usted puede sentirse obligado a negociar. Hágalo con algo más que dinero en efectivo ¡trátelo como el servicio de calidad superior que efectivamente está ofreciendo! Ofrézcales un tratamiento gratuito si compran un paquete de tratamientos. Ofrézcales llenar y preparar todos los medicamentos con antelación para ellos, para que no tengan que molestarse por eso. La intención aquí es incluir más servicios de valor agregado para que el paciente estético sienta que está recibiendo un trato preferencial, o que está recibiendo más por menos.

PROYECCION POR ORDENADOR

No hay nada más apremiante que un paciente viéndose a sí mismo y su propio daño solar, signos de envejecimiento y las posibilidades de cómo podrían ser las cosas. Mientras más pueda personalizar las preocupaciones del paciente y los resultados posibles, mejor.

Usando la tecnología actual como pudiera ser la proyección por ordenador, le ayudará a articular y visualizar la preocupación del paciente, así como los resultados de la solución. La tecnología se convierte en una herramienta eficaz de ventas si se utiliza correctamente. No se trata de engañar: se trata de instruir al paciente. Se trata de comunicar lo que usted oye, reconociendo cuál es la preocupación del paciente y mostrarles cómo podría verse. Su interpretación de "un poco", y la del paciente pueden ser muy diferentes, y la proyección por ordenador puede aclarar lo que significa para cada uno. Al 96% de los encuestados les hubiera gustado una proyección por ordenador o un análisis cutáneo.

SISTEMA DE ANALISIS DE COMPLEXION

Un sistema de análisis de complexión proporciona una medición cuantitativa, y un análisis de las imperfecciones de las pieles visibles y no visibles con vistas multidimensionales. Este tipo de sistema proporciona información objetiva sobre el estado de la piel del paciente. Revela el daño a la piel debido a la edad, la genética y la exposición al sol. Además, el sistema puede mostrar como la piel se vería después del tratamiento. Una vez más, cuando se utiliza correctamente, esta herramienta resulta muy útil tanto para comunicación misma como para las ventas.

Fuente: www.CanfieldSci.com

FOTOGRAFIAS DE ANTES/DESPUES

Los pacientes quieren y necesitan ver sus fotos de antes y después. Es increíble lo que la medicina estética puede hacer por ellos y deberá darles una prueba visual para que les muestren y les cuenten a sus amigos, familiares y colegas. La tecnología actual puede mostrar el rostro, así como imágenes del cuerpo para ayudar a promocionar una gama completa de soluciones para la piel, el rostro y el cuerpo.

Fuente: www.ProfectMedical.com

CONSULTA QUIRURGICA PRE-OPERATORIA

Si el paciente agenda una cirugía, las consultas preoperatorias y quirúrgicas deberán ser reservadas para ese fin, por lo tanto debería cobrarles un depósito. La cita preoperatoria es tan importante como integral en todos los sentidos. Por lo tanto, el paciente debe entender completamente los riesgos, los documentos de consentimiento y las instrucciones minuciosas pre-y postoperatorias, así como toda la información necesaria (para que no haya sorpresas). Aunque parezca que están escuchando, pídales que lean las reglas en voz alta para que sepan que no deben tomar aspirinas por un período de tiempo determinado, que tienen que tener un amigo que los lleve a casa y que deben tener preparados los medicamentos antes de tiempo, etc. No debe haber ninguna sorpresa desagradable cuando le digan que no saben algo. El anestesiólogo también tiene que llamar con antelación para preparar al paciente y discutir sobre la anestesia y la preparación quirúrgica en cuestión.

SERVICIOS

Ofrecer servicios adicionales para ayudar a su paciente a estar lo más cómodo posible ayuda a destacarse como el verdadero profesional solidario que es. Servicios tales como servicio de taxi / limusina desde y hacia la oficina, atención de enfermería las 24 horas, alojamiento en hoteles y comidas a domicilio durante la recuperación, todo esto conduce a una recuperación maravillosa que sus pacientes sin duda recordarán y presumirán durante los próximos años. Una vez más, el éxito está en los detalles.

PROCEDIMIENTOS "ADICIONALES"

Sus pacientes podrán volver a llamar para "añadir" algún detalle a la cirugía. Ellos han ido a casa y decidieron que, puesto que ya están pasando por el proceso, de una vez también podrían añadir otra área para ser liposuccionada, por ejemplo. Asegúrese de explicarles que les enviará por correo o fax un presupuesto revisado con los nuevos números para que se den cuenta que usted no hace esto gratis. Por ejemplo, varios de los pacientes entrevistados no pensaron que se les cobraría si agregaban un poco de liposucción a sus "michelines", siempre y cuando recibieran liposucción en su estómago. Se sorprendieron al saber que esto sumaría miles de dólares. Sólo asegúrese de que su coordinador de atención al paciente sabe que decir:

"Claro Sally, podemos añadir eso, sólo espero que sepa que esto aumenta el tiempo de quirófano, el tiempo del anestesiólogo, así como el tiempo del médico, así que sumaría una cantidad adicional de 2.000 $. Está siendo inteligente al hacer esto ahora, porque es más barato que esperar y hacerlo por separado más adelante".

A la mayoría de los pacientes no les importa pagar más siempre y cuando entiendan el cargo extra, ya que es algo habitual sin importar quién haga el procedimiento. Usted no quiere que salgan a comparar precios otra vez. Explíqueles siempre por qué las cosas cuestan tanto, ya que la mayoría de los pacientes no pueden creer que algo pudiera costar más tan solo por añadir un par de "extras". Mientras tanto, sabemos que es mucho más barato para ellos añadir ahora en lugar de esperar y hacer un procedimiento aparte o en otro momento, lo más probable es que estén de acuerdo con esta información.

CUIDADOS POST-OPERATORIO

> "Me encontraba súper hinchada y un poco asustada, pero mi doctor
> y su personal me hablaban con regularidad para asegurarme de que
> todo iría bien, me gustó mucho eso".
> — Nancy, 44 años – Blefaroplastia y Rejuvenecimiento con Láser

Los encuestados dijeron mucho acerca de su cuidado después de la cirugía, tanto cosas buenas como cosas malas. Este es un momento delicado para el paciente y puede ser una montaña rusa emocional. Recuperarse de una cirugía estética puede ser incómodo, doloroso, decepcionante, por no decir deprimente.

El paciente puede alcanzar el arrepentimiento en este punto, ya que podrían verse inflamados y magullados. A pesar de que les haya advertido previamente sobre el tiempo de recuperación, es posible que no lo hayan entendido tanto como lo hacen ahora que lo están viviendo.

El seguimiento es un paso crucial y puede conducir a tener o no tener recomendaciones de boca en boca. El cuidado post-operatorio debe ser tan estricto como el cuidado pre-operatorio ya que esto es lo que le distinguirá de los demás. Esto es lo que le dice al paciente que usted se preocupa por él/ella como paciente, y como persona, mostrándole su carácter, su integridad y su compasión. Durante el seguimiento a un paciente post-quirúrgico es crucial no sólo asegurarse de que están cómodos, sino también asegurarse de que tengan una experiencia positiva durante todo el proceso. La satisfacción del paciente es su objetivo óptimo. Los pacientes felices recomendarán a sus amigos, familiares y colegas, los pacientes felices no les demandarán o hablarán mal de usted. He aquí algunas sugerencias:

- El médico debe llamar personalmente al paciente la primera noche para ver cómo está, y reiterarles lo que deben esperar en los próximos días.
- El personal puede llamar al día siguiente para verificar al estado del paciente y para responder a cualquier pregunta, así como asegurarle de que va a estar bien.
- El médico debe ver al paciente de nuevo en la oficina, 1 ó 4 veces para citas de seguimiento, dependiendo del procedimiento y del paciente.

El personal debe ser diligente a la hora de obtener testimonios y tomar fotografías, además de obtener consentimiento para mostrar las fotografías a otros futuros pacientes.

Algunos médicos realmente les dan a los pacientes su número de teléfono móvil y los instan a llamar en caso de surgir cualquier inquietud, o simplemente cuando tengan la necesidad de hablar. Algunos médicos hacen visitas a domicilio para revisar a los pacientes y, posiblemente, quitarles los puntos. Si bien esto puede parecer excesivo, pero realmente marcará la diferencia, y los pacientes se lo contarán a sus familiares, amigos y colegas, se maravillarán con su gran servicio.

OBSEQUIO POST-OPERATORIO

Cuando a los encuestados se les preguntó si habrían recibido flores mientras se recuperaban, las respuestas fueron variadas. Mientras que la mayoría de los pacientes estéticos dijeron que hubiera sido algo especial para ellos el hecho de haber recibido flores en su casa mientras se recuperaban, otros pensaban que era demasiado personal y era un costo adicional a su cuenta que seguramente le acabarían agregando a las tarifas. Algunos pensaban que una canasta de frutas habría sido más apropiado que las flores.

Use su criterio al respecto y decida cuál es la imagen que usted está proyectando. Algunas oficinas utilizan esto de manera muy agradable para vincularse con el paciente y a los pacientes les encanta. Otras oficinas pueden no obtener una buena respuesta de esto, si los procesos de su oficina no están a la altura.

Si usted atiende a un grupo determinado y está seguro de que disfrutarían de una muestra de su aprecio y preocupación, para beneficio de su comodidad, entonces por supuesto, envíe flores o frutas. Francamente, le diferenciará de sus competidores, ya que la mayoría no van a por este esfuerzo extra. También podría ganarle un número mayor de recomendaciones de boca en boca.

> "Estaba tan contenta con mi resultado, que les mostré mis fotos a varios de mis amigos y familiares".
> — Christine, 44 años – Botox, Rellenos y Láser

Una manera creativa y sutil para aumentar sus recomendados de boca en boca es entregar a su paciente post-operatorio una nota de agradecimiento con sus fotografías de antes y después. Esto le dará la opción de mostrar las fotos a sus familiares, amigos y colegas. El tiempo es importante, ya que ellos estarán demasiados entusiasmados como para difundir su experiencia, mientras todo está aún fresco y nuevo. Si están contentos con su resultado, lo más probable es que se entusiasmen al "mostrar y contar", y presuman sobre usted a los demás. Asegúrese de que su nombre y número de teléfono estén en la nota de agradecimiento para impulsar a que lo llamen.

EXPERIENCIA POST-OPERATORIA DEL PACIENTE

> "Nunca volví a ver al doctor de nuevo y me hizo sentir como si fuera sólo otra cirugía más".
>
> — Cynthia, 48 años – Blefaroplastia

Varios de los encuestados dijeron que se sentían verdaderamente rechazados por el médico cuando el procedimiento se completó. Este es un gran error. Si usted cuida de sus pacientes después, ellos se sentirán tan vinculados a usted, su personal y su clínica, que gritarán su nombre a los cuatro vientos, porque han tenido una gran experiencia y consiguieron un resultado sumamente maravilloso.

Usted nunca ha "terminado" con su paciente estético. Para vincularse aún más con el paciente y para asegurarse de obtener el mejor resultado ofrezca un tratamiento de seguimiento con su personal. Si se hicieron un levantamiento facial ofrézcales una sesión de maquillaje para ayudar a cubrir el enrojecimiento mientras se recuperan. Si han tenido una liposucción, ofrezca un tratamiento demológico para ayudar en el proceso de curación, etc. Esto les demuestra que todavía se preocupa por ellos como pacientes, incluso después de su procedimiento. Esto también puede dar lugar a procedimientos adicionales, venta de productos y recomendaciones de boca en boca.

Varios de los pacientes encuestados comentaron que les gustó cuando el médico les programó visitas de seguimiento. Quedarán impresionados cuando usted se preocupe lo suficiente por ellos como para querer volver a verlos en persona y verificar así el estado de su progreso. Aunque también es cierto que esta es una oportunidad perfecta para hacer fotografías "antes / después", y también una buena ocasión para consolidar su relación con el paciente y pedir referencias y testimonios de una manera casual, y profesional. Tenga la seguridad de que si usted trata bien a sus pacientes, o si los trata incluso mejor después de su procedimiento, serán sus defensores de por vida. Regresaran a por más mejoras cosméticas y le presentarán a sus amigos, familiares y colegas.

ENCUESTA POST-OPERATORIA AL PACIENTE

La mejor forma de conocer lo que sus pacientes quirúrgicos piensan y quieren, es preguntándoles a ellos. El mejor momento para preguntarles es cuando han tenido una experiencia reciente con usted y con su oficina. Envíe por correo una simple encuesta de seguimiento a su paciente quirúrgico, eso sería una excelente manera de conocer qué está haciendo bien y qué podría hacerse mejor. Espere hasta que estén completamente curados y se hayan recuperado totalmente. Manténgalo simple, y haga preguntas abiertas como las siguientes:

- ¿Por qué me eligió a mí?
- ¿Cómo lo trataron antes / durante / después de su procedimiento?
- ¿Qué podemos hacer mejor?
- ¿Cómo se siente acerca de su resultado?
- ¿Le recomendarían nuestros servicios a otras personas?

Asegúrese de dejar espacio para sus comentarios. Haga estas encuestas anónimas y añádalas a su carpeta de testimonios para que sus pacientes puedan leer acerca de usted de primera mano. Esto funciona muy bien y puede dar lugar a un porcentaje mucho mayor de citas concertadas ya que el paciente se sentirá más cómodo después de leer un álbum lleno de elogios de otros pacientes.

La satisfacción de su paciente es la distancia entre la atención que se esperaban y la atención recibida. Así que esta es una gran retroalimentación para ayudarle a mejorar sus procesos. Incluso puede alertarle sobre preocupaciones que necesita abordar como por ejemplo, un miembro del personal hostil o un ambiente caótico que necesita ser optimizado.

Descargue una encuesta post-operatoria gratuita en:
www.esteticamarketing.com

PEDIR REFERENCIAS

El mejor momento para pedir referencias es cuando el paciente está contento con usted. Esto puede ser inmediatamente después de un procedimiento, como un inyectable o en la cita post-operatoria del paciente, cuando estén completamente curados y adoren sus resultados. Aproveche este tiempo para pedir recomendaciones. Puede ser tan simple como decir:

"Karen nos gustaría ayudar a otros pacientes como usted así que por favor dígale a sus amigos acerca de nosotros y nos aseguraremos de cuidar bien de ellos".

Este es también el momento perfecto para tomar fotos postoperatorias y entregarles varias para que no solo puedan ver el resultado, sino que también puedan compartirlo con familiares, amigos y colegas. Asegúrese de que su nombre y número de teléfono estén en las fotografías para incitarles a contactarlo.

Fuente: www.ProfectMedical.com

SEGUIMIENTO EN GENERAL

El seguimiento es el elemento principal, que a menudo es descuidado, ignorado o reacio, pero que resulta ser uno de los pasos más importantes en el proceso. Puede estar corto de personal o simplemente no es una prioridad para usted, pero lo cierto es que esta es la única área donde se puede ganar más dinero en menos tiempo que haciendo cualquier otra cosa que usted haga.

Piense en esto: que el paciente prospecto estaba lo suficientemente interesado como para llamarle, hacerle preguntas, responder a sus preguntas, reservar una consulta y tomar tiempo de su ocupada vida para reunirse con usted. Ellos ya han invertido en usted. ¿Por qué no darles seguimiento para ver cómo están y si están dispuestos a dar el siguiente paso? Tomará menos de un minuto hacer la llamada telefónica. Piénselo de esta manera, ¡esa llamada de seguimiento puede tener un valor añadido de 40.000 $ a 98.000 $ para usted (vea el valor del paciente)!

Su personal le puede decir que no es profesional el seguimiento, que usted no está vendiendo coches, que está vendiendo la esperanza, etc. Francamente, las personas son personas sin importar lo que estén comprando. Ellos quieren saber que usted se preocupa por ellos y usted, a cambio, quiere hacer negocios con ellos. Haga un seguimiento con una carta o nota de agradecimiento, espere de 3 a 4 días y luego haga una llamada telefónica. Si tuviera que dejar un mensaje, dígales que le devuelvan la llamada si están interesados o usted los agregará al archivo de recordatorio para llamarles una vez más dentro de dos semanas. Si contestan el teléfono, pregúnteles si están dispuestos a seguir adelante. Si dicen que no, pregúnteles si debe darles seguimiento de nuevo, y cuándo. Ellos se le dirán y conseguirá una idea de dónde se encuentran en el proceso, sobre todo si dicen: "No estoy seguro ya le llamaré cuando esté listo/a". En ese momento, no debería volver a llamar. Simplemente añádalos a su base de datos como paciente, y podrán recibir correos periódicos tales como el boletín de la clínica o promociones especiales.

Incluso si fueron a otra clínica a por un procedimiento, pueden volver a usted por otra cosa. La medicina estética es emocional y está sujeta a cambios en cualquier momento. No dé nada por hecho. Mantenga la puerta abierta.

Si va a invertir su tiempo, los costes administrativos y el presupuesto de marketing hacia las relaciones públicas, marketing y publicidad, saque el máximo provecho de ello, dando seguimiento a cada paso del proceso.

Seguimiento:
- Con un paquete de información al paciente después de hablar con el mismo vía telefónica
- Con una llamada al paciente para asegurarse de que recibieron el paquete de información.
- Con una llamada telefónica al paciente para recordarle su cita.
- Con una llamada telefónica después de una cita perdida para que el paciente pueda volver a concertarla.
- Con una carta/llamada de agradecimiento después de la visita de un paciente nuevo.
- Con una carta/llamada de agradecimiento después de la compra de un tratamiento o procedimiento o con una carta/llamada de agradecimiento después de que el paciente recomiende a otro paciente.
- Después de que el paciente quirúrgico sea examinado y se encuentre considerando la cirugía.*
- Por la noche después del procedimiento / cirugía.
- Después de la cirugía al día siguiente.
- Después de la cirugía después de 2 días, etc.
- Con el cuestionario de satisfacción post-operatorio.
- Con aquellos pacientes que no han regresado por un tiempo **

*   La regla de oro para el seguimiento de un paciente que esté considerando la cirugía es el uso de la regla de los "tres *strikes* y estás fuera". Dé seguimiento una vez con una carta de inmediata, después con una llamada telefónica post-consulta y a continuación, con una llamada de seguimiento adicional. Si no responden, ahora se pueden poner en su base de datos para recibir futuros correos, ofertas e invitaciones para su clínica.

** Hay excelentes programas de software disponibles en el mercado hoy en día para ayudar a automatizar y simplificar el proceso de seguimiento.
Fuente:
www.patientnow.com

MANTENERSE EN CONTACTO

Asegúrese de mantener el contacto con sus pacientes. Un paciente estético por lo general tiene varios procedimientos cosméticos realizados en su vida. Asegúrese de que todos o la mayoría sean realizados por usted. Envíeles boletines informativos, invitaciones a eventos, así como promociones especiales. El paciente estético verdadero siempre estará buscando maneras de verse y sentirse mejor. Manténgalos "en el bucle" y le irán siguiendo visitándolo regularmente para su mantenimiento, y además, llevarán a sus amigos.

PRIVACIDAD

Las normas de privacidad son estrictas y deben seguirse. Asegúrese de que todas las reglas de privacidad y confidencialidad sean cumplidas al dejar mensajes y al enviar información médica personal a través de correo electrónico. Use un discreto sobre y / o mensaje telefónico. Sin embargo, sabemos que usted está en su derecho de promover sus servicios a sus pacientes, a menos que le indiquen lo contrario.

IX

PLAN DE MERCADOTECNIA Y PRESUPUESTO

Una parte importante de su plan de negocio es la comercialización de su clínica. Un plan para atraer a los pacientes y luego mantenerlos es vital para su éxito. Vea a la mercadotecnia como una línea de generación de ingresos, ya que así será si se hace correctamente.

¿Cuánto se debe gastar en marketing? Invierta el 10-15% de sus ingresos brutos, esa es la norma para aquellos que quieren hacer crecer su clínica y menos para esas clínicas maduras que quieren mantener su base de datos de actual.

Podría pensar que el marketing es simplemente publicidad, pero le aseguro que es mucho más. El marketing abarca todos los detalles de su clínica: el mobiliario de oficina, las visitas, toda la experiencia del paciente y la comunicación permanente con ellos. El marketing es cada "detalle" que tiene con su paciente, ya sea bueno o malo, y lo que les ayuda a decidir si usted es el médico adecuado para ellos ahora y en el futuro. Su objetivo es el paciente estético en constante cambio emocional, el mismo que continuamente analizará si los servicios que ofrece valen la pena, el tiempo, el dinero y su esfuerzo. Promocionarse a usted y a su clínica ayudará a garantizar que le sigan respondiendo que "sí".

MERCADOTECNIA EN CASA

"Estaba en la oficina de mi dermatólogo para Botox, y noté un artículo enmarcado que ella había escrito acerca de la liposucción. Le pregunté al respecto, hablamos y me la hice el mes siguiente. ¡Ahora me encanta mi vientre plano!"

— Amy, 42 años - Botox y Liposucción

La información a través de herramientas "pregúnteme sobre…" es una manera sutil para promocionar su clínica estética. Muestre una mención para los procedimientos a través de su oficina para que los pacientes que visitan vean y pregunten, es necesario.

Estas herramientas de marketing deben informar a sus pacientes actuales sobre cada producto, procedimientos y tratamientos que usted proporcione. ¡Dígales a sus pacientes lo que les ofrece para que no se vayan a otra clínica solo porque no sabían que usted proporcionaba ese servicio! Hágalo de una manera sutil y profesional para que se sientan cómodos y a gusto preguntando para conocer más acerca de lo que usted les pueda ofrecer.

HERRAMIENTAS DE "VENTA SUTIL"

Se dice que los médicos y el personal no son personas de ventas y no se sienten cómodos con el proceso de ventas. Aunque nunca debería presionar a un paciente para hacerles comprar nada, deberá dejar que el paciente sepa que está seguro y que es competente para ayudarles con sus inquietudes estéticas. Existen herramientas simples y sutiles que se pueden utilizar para promover sus servicios profesionales sin hacer presión.

Estas son herramientas de marketing fáciles de implementar internamente para ayudarle:

Álbumes de fotos de pacientes

> "El médico tenía enormes libros llenos de fotografías "antes / después". Sabía que él tenía mucha experiencia y que probablemente era muy bueno ya que muchos otros habían recurrido a él".
> — Stephanie, 29 años – Cirugía de Senos

Use una buena cámara digital para tomar fotos digitales, que son más fáciles de archivar y más accesibles para su futuro uso. Use una variedad de datos demográficos sobre los pacientes (edad, género y etnia) para que sus pacientes puedan relacionarse con ellos. Y asegúrese de que las fotos sean actuales.

Use sus propias fotografías "antes/después" en vez de usar las de sus proveedores. Sus fotos propias deberían estar en alta calidad, resistentes, en libros de cuero. Con acabado mate para reducir el deslumbramiento, éstas son más fáciles de ver que las que están cubiertas de plástico. Asegúrese de agregar una nota al principio del álbum indicando que todos los que aparecen en el libro están de acuerdo con que sus fotos se muestren ahí. ¡Asegúrese de que sea verdad y de que realmente tiene su aprobación!

Fuente: www.ProfectMedical.com

Marcos de Fotografías para Procedimientos

Los marcos de fotografías acerca los procedimientos deben estar siempre disponibles para informar a los pacientes en las salas de espera. De ese modo podrá ejecutar sus presentaciones Power Point con ellos y actualizarlas fácilmente. Que sean una muestra silenciosa de sus fotografías "antes / después" con las descripciones de los procedimientos por los cuales sus pacientes le puedan preguntar, cuando usted entre en la habitación.

Fuente: www.NCPProductions.com

Libro de Testimonios

No es lo que USTED dice acerca de usted mismo, es lo que SUS PACIENTES dicen acerca de usted lo que realmente cuenta.

Resultará muy atractivo para sus pacientes leer los comentarios y elogios que otros pacientes les han brindado. Le aseguro que su trabajo se volverá mucho más fácil cuando un paciente lea continuamente lo maravilloso que es usted y lo feliz que sus pacientes están con usted y con sus resultados. Para recoger testimonios solo tiene que enviar a cada paciente post-operatorio una encuesta después de haber sido completamente rejuvenecidos. Incluya preguntas con opciones "sí" y "no" y además proporcione espacio para comentarios personales a mano. Luego, muéstrelos en hermosos álbumes de piel. Mientras más encuestas haga, mejor.

Descargue una encuesta gratuita de satisfacción del paciente en: www.esteticamarketing.com

"Conoce al Doctor"

Tenga una hoja "Conoce al Doctor" en un lugar prominente y brillante para que los clientes puedan ver sus credenciales, su foto, asociaciones, logros, etc. Todo en una página. Sus pacientes no solo se sentirán impresionados, sino que tendrán más claro lo que le diferencia de los demás. Es una gran manera de publicitarse.

Vea un ejemplo en: www. Aestheticmarketinggroup.com

Mostrar Reconocimientos Públicos

> "Él ya había estado en la televisión y en nuestro periódico local así
> que sabía de buena tinta sabía que era bueno".
>
> — Sandy, 28 años – Láser

En cualquier momento en el que sea usted citado, filmado, grabado o hayan escrito sobre usted, asegúrese de que los pacientes lo sepan. Puede crear brillantes piezas de relaciones públicas de 4 colores, llamadas "El Doctor en las noticias" para ser prominentemente exhibidas en el área de recepción y en las salas de esperas con el fin de ser entregadas en los paquetes de información que recibirán los paciente. Asegúrese de agregarlos a su página web, boletines y correo electrónico también.

Vea un ejemplo en:

www.esteticamarketing.com

Videos de Procedimientos Disponibles

La demostración de un vídeo acerca de sus servicios en un reproductor de vídeo o en un monitor de pantalla plana colgado en pared en la zona de recepción sería una gran herramienta informativa. Si se hace profesionalmente, sería una maravillosa introducción y le indicaría al paciente estético que se toma en serio la calidad y la información. Esto establece el tono adecuado para una visita positiva. Y le ayudará a informar a los pacientes sobre los procedimientos que no sepan que ofrece, por no decir que es un buen instrumento tipo "pregúnteme acerca de" destinado a promover todos sus servicios.

Tenga en cuenta, sin embargo, que es posible que algunos pacientes si sientan que están siendo sobrevendidos audiblemente y visualmente. Su larga lista de procedimientos puede tener poco interés para ellos. Es posible que prefieran ver un resumen de los procedimientos y luego elegir por sí mismos. Además, si se les mantiene en espera demasiado tiempo, puede que se repita y llegar a ser molesto.

Le sugiero que ofrezca unos auriculares a los pacientes y / o la creación de un monitor con una lista de procedimientos que permitan al paciente aprender más sobre el procedimiento (s) que le (s) interese. También puede reproducir en bucle una presentación en Power Point en silencio dando solo el nombre del procedimiento y las fotos de antes y después. El paciente tendrá así entonces la opción de mirar o no la pantalla.

Fuente: www.waitmediagroup.com
www.Understand.com

Videos de Usted y su Clínica

Mientras más sienta el futuro paciente que lo conoce, más probabilidades hay de que lo elija a usted por encima de sus competidores. Mostrando un video acerca de usted, su filosofía, experiencia, oficina y personal les da una buena idea de quién es usted y de lo que valora. También se puede preparar el terreno para un ambiente más relajado, es decir, una consulta amistosa, ya que se sentirán como si ya le conocieran.

Le conviene que ese video, (es importante que esté realizado de un modo profesional) debe estar en su sitio web para ayudarle a ganar más pacientes a través de la Internet, especialmente a aquellos que se encuentren navegando en busca de un médico estético. También se puede mostrar en su oficina antes de una consulta con pacientes nuevos. Si está en una zona de alto tráfico de peatones, también puede mostrarlo fuera de su edificio para conducir a nuevos pacientes hacia adentro en busca de una mayor información. Además, puede producir en masa el video en Flash Drive para ser enviados por correo y entregados a futuros pacientes.

Fuente: www.fiverr.com
       www.upwork.com

Video Testimoniales de Pacientes

La mejor recomendación proviene de un paciente satisfecho. Capture sus comentarios para que otros pacientes los vean y escuchen. Use un profesional para hacer la grabación en vídeo o, si usted tiene una cámara de video de buena calidad y alguien que entiende de iluminación, puede incluso hacer sus propios videos de pacientes post-operatorios cantando sus alabanzas. Entonces lo podría reproducir en el monitor de un ordenador para que el paciente pueda verlo. Agréguelos a su sitio web también.

SEÑALIZACIONES INTERNAS

Cada persona que camine a través de la puerta debe saber acerca de todos los tratamientos, procedimientos y productos que usted ofrece. ¿Ha oído hablar a un paciente decir: "Yo no sabía que usted hacía eso" pero sí que lo hacía un competidor? Para evitar ese tipo de respuesta, asegúrese de disponer de las siguientes herramientas disponibles:

Kits de Mercadotecnia para Proveedores

Cuando compra productos y servicios de sus proveedores, por lo general le incluyen su kit de marketing para promocionar sus servicios y productos a sus pacientes. El kit puede incluir carteles, folletos para pacientes, insignias de solapa, preguntas frecuentes, muestras de comunicados de prensa, anuncios y fotos de "antes / después". Empiece por ahí.

Muestras y Pruebas de Productos

Las muestras al por menor también son una excelente manera de impulsar la promoción de productos a su paciente estético. Ellos serán los más tentados a comprar si se les deja ver, tocar y sentir las muestras y los probadores, así que téngalos listos y disponibles.

Folleto Personalizado de la Clínica

Diseñe su propio folleto para la clínica personalizado que delinee sus credenciales, sus servicios, su filosofía y sus políticas. Incluya fotos de usted, su personal y su oficina. También incluya los "look and feel" (apariencia y sensación), como su logotipo, gráficos y colores para que el lector tenga una buena idea de quién es usted y lo que usted valora.

Póster Personalizado de la Clínica

Usando la misma "apariencia y sensación" de su folleto y de sitio web, diseñe carteles grandes para mostrarlos en cada sala de espera abarcando cada procedimiento, tratamiento y producto que ofrece. Hágalos atractivos para que los pacientes comenten algo acerca ellos. Esto abrirá una discusión acerca de los otros procedimientos estéticos que usted ofrece.
Fuente: www.esteticamarketing.com

CUESTIONARIO DE COSMETICOS

La primera vez que un paciente visite su oficina incluya una simple encuesta cosmética, junto con su formulario de registro. Pregunte "¿Qué cambiaría si pudiera?" Luego enumere cada preocupación para que el paciente las marque, por ejemplo, manchas de la edad, arrugas, daño solar, rosáceas, celulitis, flacidez, papada, etc. Usted, como médico, podrá a continuación comentar sobre la encuesta realizada durante la consulta. Pregunte al paciente si le gustaría aprender más acerca de las soluciones simples y sin dolor a sus problemas de piel en particular.

Descargue una muestra gratuita en:

www.esteticamarketing.com

MATERIALES INFORMATIVOS EN EL AREA DE RECEPCION

Los materiales educativos como folletos de procedimientos deben estar en expuestos en el área de recepción. También podría tener un terminal con acceso a internet (un ordenador, por ejemplo) en su área de recepción mostrando su sitio web y explicando los diferentes procedimientos que ofrece. Estas herramientas están ahí para informar a sus pacientes acerca de lo que usted les puede ofrecer, ni que decir que esto le puede ahorrar tiempo durante la consulta. Muchas de sus preguntas pueden estar ya contestadas. Estos materiales también mostrarán al paciente de manera sutil procedimientos comparables y tratamientos estéticos que el paciente no ha considerado aún, y sobre los que podría interesado en aprender más sobre ellos.

Fuente: www.Understand.com

www.waitmediagroup.com

ESTRATEGIAS DE MERCADOTECNIA INTERNA

Su activo Número 1 es la base de datos de pacientes. Ellos son su "fruta madura", puesto que ya les conoce, y daremos por hecho de que les agrada, y por lo tanto confían en usted, serán mucho más propensos a responder a sus esfuerzos de mercadotecnia. Por lo tanto, los recursos son mejor usados en marketing para sus pacientes actuales que en pacientes a los que usted ya conoce. Una vez que haya invertido el tiempo, dinero y el esfuerzo necesario para conseguir que pasen a través de su puerta, ¡deberá hacer que se mantengan ahí! Y, tenga en cuenta, que siempre es una buena idea volver a conectar con sus pacientes para reactivarlos, especialmente aquellos que:

- No haya visto durante un tiempo.
- Vinieron para una consulta, pero nunca hicieron una reserva.
- Necesitan regresar para terminar sus tratamientos.

Las siguientes estrategias también funcionan bien:

Carta Introductoria a sobre su Base de Datos Actual

Utilizando su propio membrete y sobres, envíe una carta personalizada informativa a sus pacientes delineando algo nuevo, tal vez un miembro del personal o un procedimiento e incluya una oferta especial para ellos, para que vengan a verle.

Boletín de Noticias de la Clínica

Una promoción a través de la información es una manera profesional para mantenerse en contacto con sus pacientes. El paciente estético no quiere que se le venda, pero les gusta aprender cosas nuevas. Esta es una gran manera de poner al día a sus pacientes sobre lo que hay de nuevo en su clínica, así como dentro del mundo de la mejora cosmética. Infórmeles de:

- Los nuevos procedimientos, tratamientos o productos
- Nuevo horario de oficina o miembros del personal
- Próximos eventos
- Perfil de pacientes con testimonios
- El nuevo diseño de su página de internet
- Su programa "Recomiende a un Amigo", certificados de regalo.
- Tarjetas VIP

Le recomiendo ampliamente la adición de un "llamado a la acción", motivando al paciente a tomar el teléfono para conocer más y / o concertar una cita. Usted puede tener una oferta especial para ellos con una fecha de vencimiento apretada para que respondan ahora en lugar de esperar. Deberá enviar su boletín trimestral o semestral a sus pacientes actuales y también a los salones de belleza vecinos, spas, tiendas que compartan sus datos demográficos, así como otros negocios no competidores con los que le gustaría formar un equipo.

Asegúrese de que el boletín se vea profesional y esté personalizado para su clínica, para que lo diferencie de todos los demás.

Fuente: www.esteticamarketing.com

Mercadotecnia por Correo Directo

El correo directo es todavía una de las formas más baratas para la comercialización de su clínica estética. Se trata de enviar un mensaje específico para un paciente específico que ya lo conoce por lo que es sumamente enfocado. Comunicarse con sus pacientes durante todo el año es esencial para mantener a sus pacientes leales a usted en el ambiente competitivo por el que se mueve. Si usted no se mantiene en contacto con ellos, sus competidores lo harán.

Envíeles invitaciones para eventos especiales, tarjetas de cumpleaños y saludos para demostrar que usted se preocupa por sus pacientes durante todo el año (no sólo cuando la temporada sea baja). Además, redacte mensajes específicos para el paciente adecuado y ofrézcales la motivación para actuar ahora. Esto ayudara a construir lealtad, así como ingresos. Por ejemplo, envíe a todos sus pacientes de relleno de arrugas una oferta especial para ellos para probar un nuevo y duradero relleno de arrugas. Trabaje con sus proveedores, ya que ellos estarán encantados de ayudarle a promocionar sus productos. En todas las comunicaciones para sus pacientes asegúrese de que se están abordando los beneficios y responda a la pregunta: "¿Qué hay en esto para mí?", así el paciente prestará atención y le sabrá responder adecuadamente.

Mercadotecnia por Correo Electrónico

El "email de marketing" es la forma más barata de hoy en día en cuanto a publicidad se refiere, por no decir que es instantánea. Si se encuentra en un período sin mucha actividad, puede enviar un mensaje de correo electrónico con una oferta especial y el teléfono podría empezar a sonar en cuestión de minutos. También se puede utilizar para mantenerse en contacto con sus pacientes consistentemente, para que se acuerden de usted cuando estén listos para sus servicios.

Debido a las leyes de spam, deberá obtener el permiso de sus pacientes para comunicarse vía correo electrónico. Puede hacer esto de la siguiente manera:

- Pidiendo su dirección de correo electrónico en el formulario de registro (por ejemplo, puede recibir ofertas exclusivas de Internet, si usted proporciona su dirección de correo electrónico).
- El recepcionista debe preguntar a cada nuevo paciente que entre si les gustaría recibir ofertas exclusivas por e-mail;
- Tenga una pantalla especial a la salida preguntando de nuevo en caso de que no se hayan sentido lo suficientemente cómodos al registrarse
- Su sitio web debe capturar sus direcciones de correo electrónico también.

Dado que el paciente puede excluirse en el momento que desee, asegúrese de que sus mensajes de correo electrónico sean atractivos, de interés periodístico y que valgan la pena para que puedan ver el beneficio en la recepción durante todo el año. Sus mensajes de correo electrónico deben ser breves, informativos, llamativos, divertidos y fáciles de abrir. Le sugiero un formato HTML para que nadie tenga que descargarlos y luego abrirlos.

Fuente: www.esteticamarketing.com

Notas de Agradecimiento

Las notas de agradecimiento le distinguen como un verdadero profesional y lo retratan como un médico comprensivo y comprometido. La mayoría de sus competidores no las envían, ya que es un paso que consume tiempo y en los que ellos no ven ningún valor. Le aseguro que la mayoría de los pacientes notarán que usted está dando ese toque extra y le recordarán con cariño. Francamente, no hace daño y puede ayudar mucho.

El secreto de la notas de agradecimiento es hacerlas diariamente para que no se convierta en una gran carga de trabajo posteriormente. Todos los días, haga que su personal envíe notas de agradecimiento a:

- Cualquier paciente que lo visitó ese día.
- Cualquier paciente que haya gastado una cierta cantidad en productos y servicios.
- Cualquier paciente que le haya recomendado a otro paciente, etc.

Es necesario asignar la obligación de enviar las notas de agradecimiento, a una o dos personas del personal para asegurarse de que se lleve a cabo. Su personal tiene que entender que esto no es trabajo pesado, sino una herramienta importante en la clínica para construir la fidelidad de los pacientes y recomendados.

Fuente: www.sendoutcards.com

Recomendados de Boca en Boca

Los recomendados "de boca en boca" son de donde la mayoría de sus ingresos deben provenir. Dado que los pacientes hoy en día hablan más libremente sobre sus mejoras estéticas, debe contar con más cuantas más recomendaciones le sean posibles. Las recomendaciones deberían estar animados e interesados.

¿Por qué las recomendaciones boca en boca resultan tan importantes? debido a que:

- Un paciente recomendado ya está 80% vendido, ya que el amigo del paciente, familiar o compañero de trabajo ha hablado bien de usted;
- El porcentaje de cierre será mucho mayor que si no lo fueran;
- Es publicidad gratuita;
- No son tan sensibles a los precios, y
- Tienen más probabilidades de permanecerle fieles.

Sus pacientes felices son sus admiradores, sus promotores y los mejores comerciales imaginables. Cuando estén felices y satisfechos con ustedes, querrán presumir acerca de usted a los demás. Ayúdeles a hacerlo con las siguientes ideas:

- Dígales que le gustaría tener más pacientes como ellos.
- Ellos deberán enviar a sus amigos, familiares y colegas, y que usted cuidará muy bien de ellos.
- Agregue la frase "traiga un amigo" a todas sus invitaciones.
- Agregue la función de "Envíe Esta Página a un Amigo" en su página Web.
- Incorpore un programa "Recomiende a un Amigo", Por ejemplo, si recomiendan a un amigo, ambos obtendrán un 50% de descuento en un determinado tratamiento o recibirán un producto gratuito.
- Agradézcales con una llamada telefónica personal o nota de agradecimiento por haberles recomendado a alguien.

Pero recuerde: los pacientes tienen que estar verdaderamente felices y satisfechos con el servicio que reciben cada vez. Dice el refrán: "Un paciente feliz le dice a tres personas y un paciente infeliz le dice a 10".

Asegúrese de que cada paciente tenga una experiencia increíble cada vez que tengan contacto con usted, con su personal y con su oficina.

Programa de Recomendación Frecuente

Recompense, estimule y reconozca a los pacientes, especiales a aquellos que le ofrezcan múltiples recomendaciones. Toda clínica tiene defensores que les aman y cuentan a todos sus proezas. Su oficina no es diferente. Dispone un grupo de pacientes fieles que hablan bien de usted cada vez que pueden.

Cuide de estos pacientes especiales. Envíeles siempre una nota de agradecimiento escrita a mano. Invítelos a pasar periódicamente por un tratamiento de cortesía o un servicio con descuento. Envíeles una canasta con regalos en su cumpleaños y un regalo especial en los días festivos. Esto demuestra que usted aprecia su apoyo y valora su amistad. Esto los mantendrá motivados para hablarles a otros acerca de usted.

Asegúrese de que tiene un sistema informático que controle dichas recomendaciones. Esto hará que este proyecto resulto mucho más fácil.

Fuente: www.patientnow.com

Programa de Usuario Frecuente (VIP)

Gracias a las líneas aéreas, hoteles y cafeterías, los pacientes aman los programas de usuario frecuente (personas VIP). Es una ganancia mutua para todos, ya que construye lealtad y hace que sus pacientes más frecuentes se sientan especial. Por lo tanto, tiene sentido que les ofrezca su propio programa VIP. Los pacientes estéticos hoy en día tienen muchas opciones donde elegir, por lo que no deberá darlos por seguros. Un paciente estético verdadero lo irá a ver varias veces al año y querrá ser apreciado por su lealtad.

Ofrezca una sesión gratuita después de varios tratamientos o procedimientos, o un precio de descuento después de varias visitas. Sus proveedores le pueden ofrecer sus propias Tarjetas VIP o bien usted puede personalizar Tarjetas VIP con su propio diseño.

Certificados de Regalo

Para ayudar a difundir los referidos de boca en boca ofrezca certificados de regalo atractivos. Los pacientes que necesiten un pequeño regalo estarán encantados. A sus amigos, familiares y colegas les encantará el regalo único. Tenga una fantástica muestra de esto en su área de recepción y en su mostrador incitándolos para agregar uno a su orden del día ya que es muy conveniente. Ofrezca empacarlo con la bolsa de regalo de su oficina y papel. Es el perfecto regalo sin complicaciones.

Y asegúrese de recordarles a sus pacientes que ofrece certificados de regalo a través de sus boletines de noticias, marketing por correo electrónico, sitio web y cualquier correo directo que suela enviar a sus pacientes. Recuerde: no es solo una venta inicial lo que le interesa, es el nuevo paciente que llega a su clínica lo que realmente atesora. El paciente puede gastar cientos y miles de dólares con usted en los próximos años, así como recomendarle a sus propios amigos, familia y colegas.

SEMINARIOS EN LA CLINICA

Coordine una noche de diversión e información. Sirva refrescos y muestre una presentación Power Point de 30 a 40 minutos sobre las novedades en el mundo de la mejora cosmética. Use un montón de imágenes "antes / después" y permita suficiente tiempo para preguntas y respuestas. Puede enviar una invitación muy bien impresa a sus pacientes, enviar un mensaje de correo electrónico y / o poner un anuncio en el periódico local. Además, explotar su invitación y mostrarla en el área de recepción y lobby (si está permitido). Asegúrese de incluir "Traiga a un amigo" a su invitación para animar a sus pacientes a llevar a sus amigos, familiares y colegas.

Es importante invitar a todas las alianzas estratégicas que usted tenga como salones de belleza vecinas, balnearios y comercios minoristas que compartan su misma demografía. Deles invitaciones para dar a sus clientes. Puede incluso querer co-comercializar el evento al permitirles darles una pequeña charla y, en cambio, ellos les invitarán a su base de datos.

Celebre estos seminarios cada dos o seis veces por año. Y hable con sus proveedores sobre el patrocinio del evento. Estarán más que dispuestos a ayudarle a promocionar sus productos y servicios, y pueden incluso ser capaces de ofrecerle apoyo financiero, muestras y folletos.

JORNADA DE PUERTAS ABIERTAS

El propósito de la jornada de puertas abiertas es agradecer a sus pacientes actuales que lo hayan elegido, reencontrarse con los pacientes antiguos a quienes no ha visto por un tiempo, aumentar sus recomendaciones de boca en boca, así como impulsar la promoción de sus servicios estéticos y procedimientos. También debe ser una noche de productividad.

Una jornada de puertas abiertas es un evento nocturno divertido para sus pacientes, sus familiares, amigos, colegas, vecinos y las posibles alianzas que usted tenga o desee realizar. Esta es una fiesta con vino, comida, muestras de productos y canastas de regalo. También debe incluir descuentos en los precios para esa noche únicamente. El médico debe tener un espacio separado para las mini-presentaciones y los vendedores deben estar listos para responder preguntas sobre sus productos y servicios.

Envíe por correo electrónico las invitaciones a su base de datos actual de pacientes y asegúrese de agregar la frase "Traiga a un amigo", envíe una invitación por email, ponga un anuncio en el periódico local, y muestre la invitación en el área de recepción y lobby, e invite a todos con los que entre en contacto.

ELEMENTOS DE RETENCION

Los elementos de retención refuerzan la visibilidad y la imagen de su clínica a sus fuentes de recomendaciones, pacientes estables, futuros pacientes y a la comunidad entera. Ya que llevan el nombre de la clínica, el número de teléfono y la dirección del sitio web, son una maravillosa manera de lograr publicidad. Los artículos promocionales ayudan a construir el reconocimiento de su nombre y pueden ser entregados en sus eventos, conferencias, en definitiva, ¡en todas partes!

Aquí tiene algunas ideas:

- Bloqueador solar
- Visera
- Tela para la cara
- Bálsamo Labial
- Porta labiales
- Estuche de cosméticos
- Cepillos para maquillaje
- Taza de café
- Bloc de notas con bolígrafo
- Florero
- Bolsas de regalo

COMO AUMENTAR EL TAMAÑO PROMEDIO DE SUS PEDIDOS

Lo que es a menudo pasado por alto en el deseo ferviente de aumentar el número total de pacientes en su base de datos es la evaluación del "tamaño del pedido" de un paciente. Un paciente estético verdadero estará interesado en verse lo mejor posible y estará abierto, por lo tanto, a varios procedimientos, tratamientos y productos que harán que se vea mucho mejor. Por lo tanto, si vienen a usted por un procedimiento en particular, hay una muy buena posibilidad de que también estén interesados en otros procedimientos estéticos que les ofrezca. Le garantizo que si no está promoviendo sus propios tratamientos y productos, el mostrador de cosméticos en la tienda departamental de la esquina y el infomercial en la televisión si estarán promocionando sus propios tratamientos de menor grado y sus productos, y su paciente le estará dando cientos de dólares de golpe.

Puede aumentar el tamaño promedio de los pedidos con cada paciente:

- Promoviendo servicios estéticos comparables para darles un resultado "WOW". Por ejemplo, cuando compran Botox y relleno de arrugas, que reciban un tratamiento de rejuvenecimiento de cortesía. Ahora que están experimentando tres modalidades diferentes trabajando juntas, lo más probable será que queden impresionados con el resultado y regresen a por más.

- Usando la tecnología para el tratamiento de partes adicionales del cuerpo como las manos, pechos, brazos y piernas. La depilación láser es una buena opción ya que si tienen un problema de pelo en una parte del cuerpo es probable que lo tengan en otra.

- Demostrando un procedimiento, como la terapia de láser para venas faciales mientras se encuentren en su tratamiento de Botox.

- Incluya una muestra gratis de un producto para darles a conocer su línea de productos al comprar un paquete de tratamientos.

Su objetivo debe ser proporcionarles a dichos pacientes una vía para todas las necesidades del cuidado de su la piel. Cuantos más pacientes le visiten y le vean, más fieles le serán. Ofrézcales una solución total: productos, tratamientos para el cuidado de la piel, procedimientos mínimamente invasivos, así como procedimientos quirúrgicos para ayudarlos a verse mejor para que vuelvan a usted una y otra vez.

ESTRATEGIAS DE MERCADOTECNIA EXTERNA

Con el fin de construir el prestigio de su nombre, así como su base de datos en lo que se refiere a los pacientes, deberá salir en su comunidad para que todos sepan que existe. Mientras más escuchen los pacientes hablar de usted y lo vean, más familiar les resultará. Por lo tanto, existe una mejor oportunidad de que le llamen cuando estén listos para la mejora estética.

Publicidad

Nota: Antes de la publicidad, revise el código de ética de la AMA, así como las regulaciones en su país a fin de verificar las directrices sobre publicidad médica.

El Código de Ética AMA sección de E-5.02 establece lo siguiente:
"No hay restricciones a la publicidad de los médicos, salvo las que puedan ser específicamente justificadas para proteger al público de prácticas fraudulentas. Un médico puede promoverse a sí mismo o misma como un médico a través de cualquier publicidad comercial o cualquier otra forma de comunicación pública (incluyendo cualquier periódico, revista, directorio telefónico, radio, televisión, correo directo, o publicidad de otro tipo) no podrá ser engañosa debido a la omisión de información esencial necesaria, no deberá contener ninguna declaración falsa o engañosa, o no podrá de lo contrario operar para engañar".

La publicidad en los medios podrá proporcionar excelentes vías para la exposición si se hace correctamente, produciendo un retorno positivo de la inversión (ROI). También debería:
- Atraer nuevos pacientes
- Recordar a los pacientes actuales que usted sigue ahí
- Aumentar el reconocimiento de su nombre
- Aumentar su credibilidad
- Reforzar la elección de sus pacientes existentes como su médico estético
- El éxito de una campaña de publicidad está impulsado por tres factores:
- Llegar a las personas adecuadas
- Frecuencia adecuada
- Mensaje correcto

Encueste a sus pacientes para determinar lo que leen, ven y escuchan para que usted tenga una mejor idea de dónde invertir su presupuesto publicitario. Por ejemplo, sus pacientes más maduros pueden ver el canal de televisión local y sus pacientes más jóvenes pueden obtener su información en Internet o en las redes sociales. Averigüe antes de invertir en publicidad externa. Use profesionales de medios de comunicación objetivos que conozcan el mercado y la industria bien, pero que no estén vinculados a una fuente.

Páginas Amarillas En Línea

Las Páginas Amarillas han sido siempre uno de los medios favoritos para los médicos. Hoy en día con Internet y otros medios disponibles, la mayoría de los pacientes estéticos no recurre a las páginas amarillas para obtener información sobre un estiramiento facial o un tratamiento de Botox. Le sugiero utilizar las páginas amarillas para destacar su nombre, número de teléfono, dirección postal y dirección web. De esta manera, seguirá siendo fácil de encontrar y podrá transferir sus recursos financieros a otra parte para una mejor exposición.

Relaciones Públicas (PR)

¿Desea su nombre con luces? ¿Quiere ser el doctor estético de Oprah? ¿Quiere ser citado en la revista Vogue? Solo sepa que los médicos que usted ve en programas populares de televisión y en las revistas de alta calidad probablemente pagaron miles de dólares al mes a expertos en agencias de relaciones públicas que tienen los contactos necesarios para que eso suceda. Los medios de comunicación son bombardeados con miles de solicitudes cada día así que la competencia es feroz. Se necesita tiempo, dinero y experiencia para ser el "elegido" por ellos. Pregúntese a usted mismo si esa elección hará que su teléfono suene. Sin duda, alimenta su ego. Sin embargo, ¿el consumidor que se encuentra mirando o escuchando realmente va a viajar 2.000 millas para irlo a ver para un tratamiento de Botox?

Si desea que su teléfono suene, piense en algo más local. Conozca a sus propios editores locales, productores, y escritores de belleza que usted pueda encontrar con solo visitar los sitios web de los medios de comunicación. El número de contactos será más manejable y podrá guardar en una lista sus números de teléfono, direcciones, direcciones de correo electrónico y números de fax, que tendrá a mano para contactarlos con historias de interés periodístico. Los medios de comunicación están hambrientos de información de interés para sus lectores, oyentes y televidentes. Envíeles comunicados de prensa o llámelos con ideas de interés humano. Envíeles un kit de prensa de calidad delineando sus credenciales, áreas de especialización, fotografías "antes / después" de sus increíbles resultados. Puede incluso ofrecerse para a escribir una columna mensual para ellos sin coste alguno.

Las relaciones públicas requieren persistencia, pero realmente pueden rendir frutos, ya que son la fuente más creíble de información acerca de usted. Le aconsejo, sin embargo, utilizar a profesionales, si no tiene tiempo ni interés para hacerlo por usted mismo.

Cenas Seminarios

Otra forma de hacer crecer su la clínica con pacientes nuevos es llevar a cabo cenas seminarios en algún restaurante vecino u hotel. Invitar a las mujeres locales para salir en una noche de diversión, comida e información sobre el interesante tema de la mejora cosmética.

Puede comprar una lista de correo y enviar invitaciones o un servicio de seminario usted mismo. Tenga en cuenta, sin embargo, que esto es un correo sorpresivo y que estas personas no lo conocen. Necesitará una cena gratis para que las personas se animen a asistir. Se trata de un evento de dos horas, donde primero cenan. A continuación, usted hará una presentación de 40-50 minutos, responderá a preguntas y tendrá a su personal disponible para reservar consultas en el acto. Asegúrese de tener una rifa de servicios gratuitos para que pueda recoger sus nombres e información de contacto. Esto también ayuda a asegurar que visiten su oficina para canjear su premio y crear una posterior relación con usted para convertirse en un paciente leal.

Las cenas seminarios son una gran oportunidad para interactuar con pacientes prospecto de uno a uno para que se sientan cómodos con usted y confíen en usted hasta el punto de que quieran volver a verlo. Si usted no tiene el tiempo ni los recursos para organizar esto usted mismo, puede hacer que un servicio profesional maneje estos detalles por usted.

Alianzas/Creación de redes

Una de las formas más rápidas y fáciles de construir su clínica es a través de las alianzas con otros que compartan sus mismos datos demográficos de pacientes. Estos deben incluir:

- Salones y Spas
- Clubes de la Salud / Entrenadores personales

- Clubes de Mujeres
- Tiendas minoristas
- Cámaras de Comercio
- Médicos que no sean competencia
- Otros profesionales de la salud

Únase a organizaciones, asista a eventos y hable con los grupos. Al aliarse con otros, puede ser presentado a los pacientes de ese grupo, clientes y miembros. Esto le dará una credibilidad instantánea, así como el acceso a nuevos pacientes.

Promocione sus servicios, invítelos a sus eventos y ofrézcase a hablar en sus eventos. Deles sus tarjetas de presentación para que las muestren y las distribuyan. Agregue un enlace en su página Web que esté relacionado con la de ellos. Anímelos a presentarlo a través de su boletín de noticias y sus campañas de marketing por correo electrónico.

Siempre tenga sus tarjetas de presentación fácilmente disponibles para entregarlas cada vez que se encuentre en público. Nunca se sabe quién se convertirá en su mayor defensor. Además, asegúrese de que su personal cuente también con tarjetas de presentación personalizadas. Anímelos a entregar sus tarjetas de presentación a sus amigos y conocidos.

Asegúrese de que todo aquel que se cruce en su camino lo conoce y sabe lo que usted ofrece.

Oportunidades para hablar

Hay un sinfín de oportunidades para que usted hable en su comunidad. Lo interesante de hablar con grupos externos es la credibilidad instantánea que usted recibe. Una invitación y una presentación de alguien le dará una credibilidad instantánea a sus miembros, pacientes y clientes. Y no solo conseguirá valor promocional gratuito al tener su nombre impreso en la invitación y en el programa, también recibirá un mayor reconocimiento para sus pacientes, y esto no tiene precio. Además, estará aprovechando la base de datos de alguien más para ayudarle a hacer crecer la suya propia.

Recaudación de Fondos

Involucrarse en su comunidad es una gran manera para hacer crecer su clínica. Eso demuestra que se preocupa por su prójimo, tiene compasión y desea mejorar las cosas en su área. Ofrezca una subasta silenciosa "Canasta de amigos". Prepare una bonita canasta con regalos llena de productos y dos certificados de regalo para procedimientos no médicos, tales como limpiezas faciales o tratamientos químicos (uno para el ganador y otro para su amigo). Subastar un premio le ayudará a recaudar dinero para caridad. Hágalo a lo grande y colorido para que capture las miradas de los asistentes y así realicen una oferta. A cambio, recibirá un valor promocional, como su nombre en la invitación que se envía por correo en toda la comunidad y una mención en él.

Correo Directo a los Pacientes

Si necesita hacer crecer su base de datos usted podrá utilizar el correo directo, cariñosamente conocido como "*correo basura*", pero sea inteligente al respecto. Le conviene:
- Determinar las características demográficas en la que está interesado para atraer a los pacientes;
- Hacerlo atractivo e interesante;
- Darle una gran oferta a la cual no puedan negarse, y
- Ser persistente y consistente.

Ya que los destinatarios de sus correos no lo conocen, tomará algunos intentos para conseguir que ellos "paren- noten-actúen". Intente enviar su pieza de correo directo a las mismas personas varias veces. Se sentirán como si lo conocieran después de un rato y le llamaran cuando estén finalmente listos para sus servicios. Si ellos no lo estuviesen aún, puede que lo estén dentro de 3, 6 ó 12 meses.

Le conviene también tener bases de datos muy específicas en cuanto a edad, ingresos, etnia y geografía, y ser lo más específico que pueda acerca de quién es su paciente preferido. No desea desperdiciar dinero enviando información a la audiencia equivocada.

Nota : Aunque el correo directo es una herramienta todavía usada en los Estados Unidos, en Latinoamérica está limitada por la ineficiencia de los sistemas postales, es nuestra recomendación personal asignar la mayor parte del presupuesto en el Marketing dentro de Internet, Campañas *Pay-per- Click* y optimizar sus Redes Sociales.

X

VENTA AL POR MENOR

- La venta al por menor puede ser una saludable fuente de ingresos para su clínica. Solo dispone de ciertas horas al día para ver pacientes físicamente. La adición de productos aumenta la "magnitud del pedido" de su paciente, que a su vez aumenta sus ingresos con un mínimo esfuerzo por su parte.
- La clave es crear una relación con el paciente tan fuerte que vengan a usted para satisfacer todas sus necesidades estéticas. Esto significa cuidado de la piel, productos, tratamientos y procedimientos. Los productos también son una buena manera de ayudar a construir lealtad del paciente y relaciones ya que tienen que volver una y otra vez para continuar con el tratamiento.

Tenga la seguridad de que, si no le están comprando sus productos, están gastando cientos de dólares en los mostradores de cosméticos en las tiendas de los grandes almacenes. Hágales saber que usted les ofrece un mejor valor de productos médicos, de calidad a un costo comparable.

Ventajas de la venta de productos:
- Nueva fuente de ingresos
- Aumenta el tamaño promedio de los pedidos de una visita de un paciente
- Aumenta la fidelidad de los pacientes, ya que ellos deben visitarle continuamente para continuar con el tratamiento
- Promueve sus otros servicios
- Aumenta sus recomendaciones de boca en boca
- No hay riesgo en comparación con los procedimientos médicos
- Muéstreles a sus pacientes más jóvenes la mejora cosmética moderna para que vuelvan a usted por tratamientos más agresivos después.

Ahora, la desventaja de la venta de productos:
- Inversión inicial en inventario
- Inventario "perdido"

- Ocupa un valioso espacio
- Lleva más tiempo para el médico y para el personal hablar sobre dicho productos
- Puede ser percibido como "ventas agresivas" por los pacientes al sentirse presionados a comprar
- Productos devueltos o dañados
- Las reacciones alérgicas pueden hacerle daño a su credibilidad y confianza del paciente

También es importante tener en cuenta que los productos no se venden por si solos. Se necesita dedicación y un personal dispuesto a promover los productos. Su personal necesita ser entrenado, no sólo acerca de los productos, sino también la ciencia de la piel, así como las habilidades de venta. Los proveedores estarán encantados de ayudarle a promocionar sus productos. Ellos le pueden ofrecer apoyo adicional para la comercialización con muestras, ofertas especiales, apoyo en eventos y la capacitación del personal a través programas "almuerzo y aprendizaje".

Estas son algunos consejos útiles para la venta de productos en su clínica:

- Muestre productos en vitrinas estéticamente agradables en la zona de recepción y salas de examen para que los pacientes los pueden ver;
- Proporcione probadores y muestras para que los pacientes puedan tocar y sentir.
- Manténgalo simple: de 1 a 2 líneas de cuidado para la piel, maquillaje mineral y un buen protector solar;
- Deje que sus proveedores le ayuden con programas "almuerzo y aprendizaje", con motivo de ayuda a su marketing y a sus muestras;
- Ofrezca incentivos al personal por la venta de productos;
- Utilice productos para promover otros servicios, por ejemplo, protector solar gratuito con cada tratamiento con láser;
- Venda productos en su sitio web para aumentar el tráfico;
- Asegúrese de mantener un control de inventarios estricto y muestre en cajas cerradas con llave para que los productos no desaparezcan.

Para simplificar las cosas, es posible que desee contratar a un esteticista para manejar todo el proceso de pedidos, venta y manejo de este flujo de ingresos. Esté seguro, sin embargo, en el caso de que sea usted quien se encarga de organizar dichos productos, de que está comprometido a que se convierta en un centro de utilidades viable en su práctica.

TIENDA *ON LINE*

Es posible que desee vender productos en su sitio web. Esto le ayudará con la optimización para motores de búsqueda y le ayudará a atraer tráfico a su sitio web. También aumentará el número de pacientes que regresan a su sitio web para reabastecerse. Contrate a profesionales cualificados para que le construyan un sitio Web apropiado para tales actividades.

PRODUCTOS DE CUIDADO CUTANEO: MARCA PROPIA

El etiquetado privado o personalizado pone su propio nombre en una línea de productos de cuidados para la piel. Esto puede aumentar el reconocimiento de su nombre, recomendaciones, así como la lealtad del paciente, ya que vuelven a usted una y otra vez por nuevos productos. También puede diferenciarlo de sus competidores y puede darle prestigio añadido así como un sentido de exclusividad. Asegúrese de trabajar con un fabricante de prestigio que ofrezca ingredientes de calidad superior.
Fuente:

XI

SEGUIMIENTO DE RESULTADOS

Créalo o no, pero no todos los proyectos de marketing resultan ser un gran éxito. Y no todos los pacientes que se jactan de enviarle "montones" de amigos a usted realmente lo hacen. No puede conocer realmente lo que está pasando en su clínica a menos que tenga datos precisos y cifras delante de usted.

Necesita monitorear los resultados. Necesita datos cuantificables para ayudarle a determinar qué está funcionando, qué tiene que ser "modificado" y lo que debe suspenderse. Necesita saber qué procedimientos son más rentables y qué actividades generan más reservas de consultas. Es imperativo que, para que todo sea monitoreado, sepa dónde se encuentra en cada momento, ciertas tendencias, tasas de conversión y cualquier otra información útil le ayudará a tomar mejores decisiones empresariales.

¡No se puede arreglar lo que no se conoce, y desgraciadamente no lo conocerá si no lo monitorea! Necesita monitorearlo todo:

- ¿Quién llama (nuevo paciente o paciente actual)?
- ¿Cómo se enteró de su clínica?
- ¿Qué lo llevó a hacer la llamada?
- Llamadas convertidas a citas reservadas.
- Conversión de citas a procedimientos, tratamientos o compras.
- El tamaño medio de los pedidos.
- Clientes ausentes y de dónde.
- Recomendaciones.
- Resultados por proyecto de marketing:
  - ¿Cuántos respondieron?
  - ¿Cuántos respondieron positivamente?
  - ¿Cuánto le resultó de utilidad, frente al coste del proyecto?

Invierta en un buen programa de software que pueda monitorear fácilmente para usted y que genere informes de todo lo mencionado anteriormente. Realmente necesita saber lo que funciona y lo que no.

Fuente: www.patientnow.com

RESULTADOS Y EXPECTATIVAS

Sea paciente. Debe darle tiempo a las cosas para que sus esfuerzos den finalmente sus frutos. Un anuncio no es suficiente, un discurso no es suficiente, un envío de correo directo no es suficiente. Sus anuncios constantes y persistentes, sus conferencias, correos y otros esfuerzos, con el tiempo harán crecer su clínica. Recuerde que este es un proceso de construcción que llevará meses y años de esfuerzo.

La interacción constante con su base de pacientes preferidos construye su base más estable para una clínica estética exitosa.

CONCLUSION

Los médicos estéticos más exitosos adaptan sus consultas a las necesidades y los deseos específicos de cada paciente. Construyen "una buena relación" con tacto, haciendo uso de elementos en común, imitando y escuchando activamente. El médico y cada miembro del personal entienden que tienen que estar dedicados tanto a las ventas como a la práctica de la medicina. Tratan a los pacientes como su familia y continúan en contacto regularmente. También entienden que la mercadotecnia es un proceso y no un evento. Se comunican con pacientes existentes y nuevos de manera consistente y continua. Tenga en cuenta, sin embargo, que no se puede complacer a todos los pacientes siempre. Tampoco se puede ser todo para todos, haga su mejor esfuerzo para conectar con tantos pacientes como sea posible. Los pacientes son un grupo inconstante y emocional. No lo tome demasiado en serio cuando elijan a su competidor (a menos que ocurra a menudo).

Piense en esto como un juego. Disfrútelo. Haga su mejor esfuerzo, pero mantenga la perspectiva correcta, cuando las cosas vayan mal, lo cual pasará a veces, preocúpese, pero no demasiado. A veces se gana y a veces se pierde. Sin duda, esta perspectiva le quitará la presión de encima y le permitirá disfrutar más la vida, tener menos estrés y obtener mejores resultados. Tendrá una mejor actitud y los pacientes le responderán más favorablemente. Recuerde que siempre debe ser usted mismo (la parte que siempre está de buen humor) y lo más probable es que sus pacientes respondan de acuerdo con ello.

Utilice los conocimientos, sus ideas, así como los recursos en este libro para hacer crecer su clínica estética. La mercadotecnia se trata de crear estrategias Y ejecutarlas. Así que desarrolle un plan para atraer y retener a los pacientes y dele seguimiento.

Buena suerte. Tal vez nuestros caminos se crucen algún día.

ACERCA DE CATHERINE MALEY, MBA

Como consultora de marketing estético, y una *baby boomer* madura, propietaria de pequeñas empresas además de una mujer profesional con una fuerte carrera de fondo en ventas y mercadotecnia, Catherine se encuentra en una posición única para comprender las necesidades del paciente estético, así como las necesidades de un médico estético.

Catherine es una colaboradora habitual de las publicaciones principales de la industria médica. Compartiendo podio con líderes de la medicina estética en congresos médicos nacionales y regionales de los Estados Unidos y Canadá, dando apoyo a numerosas clínicas privadas y corporaciones trabajando en la industria. Su Mercadotecnia de Imagen Cosmética (MIC) se especializa en el crecimiento de clínicas estéticas utilizando relaciones públicas, publicidad y estrategias de mercadotecnia personalizadas. MIC trabaja con médicos para establecer metas y trazar planes de marketing para sacar el máximo provecho del tiempo de un médico, así como de su dinero y de sus recursos. MIC ha trabajado con un sinfín de médicos para comercializar de manera rentable sus clínicas, obteniendo un sólido retorno sobre la inversión (ROI).

ACERCA DE BENITO NOVAS

Benito Novas es un visionario, un mercadólogo de alta escala con un liderazgo demostrado en la gestión de operaciones, mejora de procesos, gestión de cambios y en la implementación de calidad.

Su trayectoria en el desarrollo del sector de la salud, del marketing, de la promoción y la gestión necesaria que le ayudará a hacer crecer su clínica. No sólo es el fundador y el director creativo de Estética Marketing sino que encabezó y creó Global Stem Cells Group Inc

El Sr. Novas es un pensador crítico y un solucionador de problemas analíticos con sólidos conocimientos en la construcción de relaciones. Es un líder nato y un constructor equipos, capaz de gestionar, motivar y capacitar al personal.

Este libro es el fruto de un esfuerzo colaborativo con Catherine Maley de Cosmetic Image Marketing. Catherine Maley y Benito Novas han formado una alianza estratégica con el fin de ofrecerle la información más relevante de mercadotecnia para su clínica médica Estética y Cosmética.

Benito Novas es nativo de La Habana, Cuba, Después de salir de Cuba en 1995, vivió y trabajo en varios países Latinoamericanos estableciéndose en Miami, Florida en el año 2004.

BIBLIOGRAFIA Y FUENTES

La mercadotecnia sólo es válida si usted ejecuta estrategias eficaces para hacer crecer su clínica. Mientras usted y su personal tengan buenas intenciones, la experiencia ha demostrado que algunas clínicas siguen adelante con sus esfuerzos de marketing. Hay muchos proveedores disponibles para ayudarle a ejecutar sus estrategias de mercadotecnia. Utilice su experiencia y sus recursos para ahorrar tiempo, dinero y molestias mientras hace crecer su clínica estética:

.   www.CanfieldSci.com
    www.CommercialsOnHold.com
    www.Info-Surge.com
    www.Understand.com
    www.NexTech.com
    www.ProfectMedical.com
    www.UnitedImagingUSA.com
    www.PracticeProfitsMedia.com
    www.NCPProductions.com
    www.waitmediagroup.com
    www.Understand.com
    www.EinsteinMedical.com
    www.MedNet-Tech.com
    www.EtnaInteractive.com
    www.patientnow.com